全 民 科 学 素 质 行 动 计 划 纲 要 书 系

医博士系列丛书

常见病

经络穴位

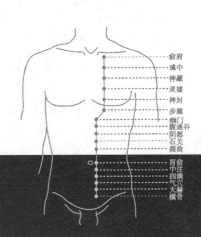

外治疗法精选

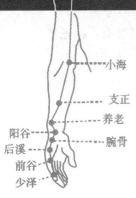

黎宁 主编

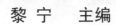

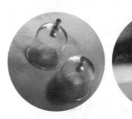
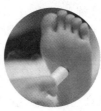
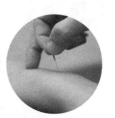

U0325460

广西科学技术出版社

图书在版编目（CIP）数据

常见病经络穴位外治疗法精选 / 黎宁主编. —南宁：
广西科学技术出版社，2016.9（2024.4 重印）
ISBN 978-7-5551-0691-3

Ⅰ. ①常… Ⅱ. ①黎… Ⅲ. ①常见病—穴位疗法
Ⅳ. ①R245.9

中国版本图书馆 CIP 数据核字（2016）第 235688 号

常见病经络穴位外治疗法精选
CHANGJIANBING JINGLUO XUEWEI WAIZHI LIAOFA JINGXUAN

黎 宁 主编

策划编辑：罗煜涛
责任编辑：黄焕庭　　　　　　　　　　　　　责任校对：徐光华
封面设计：韦娇林　　　　　　　　　　　　　责任印制：韦文印

出版人：卢培钊
出版发行：广西科学技术出版社
社　　址：广西南宁市东葛路 66 号　　　　　邮政编码：530023
网　　址：http://www.gxkjs.com

印　　刷：北京兰星球彩色印刷有限公司
开　　本：787 mm×1092 mm　1/16
字　　数：190 千字　　　　　　　　　　　　印　张：9.75
版　　次：2016 年 9 月第 1 版
印　　次：2024 年 4 月第 3 次印刷
书　　号：ISBN 978-7-5551-0691-3
定　　价：85.00 元

版权所有　侵权必究
质量服务承诺：如发现缺页、错页、倒装等印装质量问题，可直接向本社调换。

《医博士系列丛书》
编委会

主　　任：叶宗波

副 主 任：何　求

主　　编：黎　宁

副 主 编：周　蕙　李家强

编　　委：方　芳　梁春花　李思平　莫如平

编　　辑：邹　凌　黄志明　彭海波　陆彬彬
　　　　　曹琤媛　曾　旻　农小春　周思初

绘　　图：李彦熹

审稿专家：郑法文　陈世东　利佳强

前言

中国医药学历史悠久，源远流长。它有独特的理论体系，是一门实用科学。几千年来，中国医药学以其完整的理论体系，丰富的文献资料，显著的临床疗效，为人们的健康保驾护航，深受广大人民群众的信赖和欢迎，在国内外享有较好的声誉。

中医经络学说，是研究人体经络的生理功能、病理变化及其与脏腑相互关系的学说，是中医理论体系的重要组成部分。经络是运行全身气血，联络脏腑支节，沟通人体上、下、内、外的通路。穴位为人体脏腑经络气血输注出入的处所。它通过经络与脏腑密切相关，可反映各脏腑生理变化或病理变化，也可接受各种刺激（如针灸、按摩等），调整各脏腑机能，达到治疗疾病的效果。中医经络学说不仅是针灸、按摩、刮痧、拔罐等外治疗法的理论基础，而且对于指导中医临床各科均有着十分重要的意义。

本书详细介绍了人体经络的循行部位及常用穴位的取穴方法与主治疾病，在经络穴位实施刮痧、拔罐、艾灸、按摩等外治疗法的功效、所用工具、使用方法及注意事项等。为便于读者使用，本书对高血压、糖尿病、神经衰弱、中风偏瘫、慢性支气管炎、消化性溃疡、失眠、颈椎病、肩周炎、腰椎间盘突出症、鼻炎、前列腺增生等44种常见疾病如何采用刮痧、拔罐、艾灸、按摩等疗法进行家庭治疗做了详细的介绍，查阅十分方便，可操作性强。

十四经络穴位疗法简便易行，疗效显著，且无毒副作用，是中医外治疗法的精华。在里约奥运会上，美国游泳名将迈克尔·菲尔普斯比赛前曾用拔罐疗法的画面，更使拔罐疗法在全球广为人知，引起了人们对拔罐疗法的极大兴趣与广泛关注。本书的出版将有助于满足广大读者对拔罐等经络穴位外治疗法知识的迫切需求。

本书图文并茂，配有人体经络穴位插图 30 多幅，内容经中医专家、广西针灸学会常务理事郑法文医生审阅，郑法文医生在审稿的过程中提出了很好的修改意见。

本书的出版，将有助于在广大人民群众中普及中医科学知识，使具有简、便、廉、验特点的中医外治疗法更好地为广大读者服务。

《医博士系列丛书》编委会

2016 年 9 月

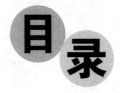

目录

第一章　腧穴概论 ·············· 1

腧穴的分类 ··············· 1

腧穴的治疗作用 ··········· 1

近治作用 ·············· 1

远治作用 ·············· 2

特殊作用 ·············· 2

腧穴的定位方法 ··········· 4

体表解剖标志定位法 ····· 4

"骨度"折量定位法 ····· 5

第二章　腧穴各论 ·············· 7

手太阴肺经 ·············· 7

中府 ·················· 7

云门 ·················· 8

天府 ·················· 8

侠白 ·················· 8

尺泽 ·················· 8

孔最 ·················· 8

列缺 ·················· 8

经渠 ·················· 8

太渊 ·················· 8

鱼际 ·················· 9

少商 ·················· 9

手阳明大肠经 ·············· 9

商阳 ·················· 10

二间 ·················· 10

三间 ·················· 10

合谷 ·················· 10

阳溪 ·················· 10

偏历 ·················· 10

温溜 ·················· 10

下廉 ·················· 10

上廉 ·················· 11

手三里 ················ 11

曲池 ·················· 11

肘髎 ·················· 11

手五里 ················ 11

臂臑 ·················· 11

肩髃 ·················· 11

巨骨 ·················· 11

天鼎 ·················· 12

扶突 ·················· 12

口禾髎 ················ 12

迎香 ·················· 12

足阳明胃经 ·············· 12

承泣 ·················· 13

四白 ………………… 13

巨髎 ………………… 13

地仓 ………………… 14

大迎 ………………… 14

频车 ………………… 14

下关 ………………… 14

头维 ………………… 14

人迎 ………………… 14

水突 ………………… 14

气舍 ………………… 14

缺盆 ………………… 15

气户 ………………… 15

库房 ………………… 15

屋翳 ………………… 15

膺窗 ………………… 15

乳中 ………………… 15

乳根 ………………… 15

不容 ………………… 15

承满 ………………… 15

梁门 ………………… 16

关门 ………………… 16

太乙 ………………… 16

滑肉门 ……………… 16

天枢 ………………… 16

外陵 ………………… 16

大巨 ………………… 16

水道 ………………… 16

归来 ………………… 17

气冲 ………………… 17

髀关 ………………… 17

伏兔 ………………… 17

阴市 ………………… 17

梁丘 ………………… 17

犊鼻 ………………… 17

足三里 ……………… 17

上巨虚 ……………… 18

条口 ………………… 18

下巨虚 ……………… 18

丰隆 ………………… 18

解溪 ………………… 18

冲阳 ………………… 18

陷谷 ………………… 18

内庭 ………………… 18

厉兑 ………………… 18

足太阴脾经 ………… 19

隐白 ………………… 20

大都 ………………… 20

太白 ………………… 20

公孙 ………………… 20

商丘 ………………… 20

三阴交 ……………… 20

漏谷 ………………… 20

地机 ………………… 20

阴陵泉 ……………… 21

血海 ………………… 21

箕门 ………………… 21

冲门 ………………… 21

府舍 ………………… 21

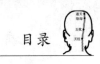
腹结 ……………… 21
大横 ……………… 21
腹哀 ……………… 21
食窦 ……………… 22
天溪 ……………… 22
胸乡 ……………… 22
周荣 ……………… 22
大包 ……………… 22

手少阴心经 ……………… 22
极泉 ……………… 23
青灵 ……………… 23
少海 ……………… 23
灵道 ……………… 24
通里 ……………… 24
阴郄 ……………… 24
神门 ……………… 24
少府 ……………… 24
少冲 ……………… 24

手太阳小肠经 ……………… 24
少泽 ……………… 25
前谷 ……………… 25
后溪 ……………… 25
腕骨 ……………… 25
阳谷 ……………… 25
养老 ……………… 26
支正 ……………… 26
小海 ……………… 26
肩贞 ……………… 26
臑俞 ……………… 26

天宗 ……………… 26
秉风 ……………… 26
曲垣 ……………… 26
肩外俞 ……………… 27
肩中俞 ……………… 27
天窗 ……………… 27
天容 ……………… 27
颧髎 ……………… 27
听宫 ……………… 27

足太阳膀胱经 ……………… 27
睛明 ……………… 29
攒竹 ……………… 29
曲差 ……………… 30
眉冲 ……………… 30
五处 ……………… 30
承光 ……………… 30
通天 ……………… 30
络却 ……………… 30
玉枕 ……………… 30
天柱 ……………… 30
大杼 ……………… 31
风门 ……………… 31
肺俞 ……………… 31
厥阴俞 ……………… 31
心俞 ……………… 31
督俞 ……………… 31
膈俞 ……………… 31
肝俞 ……………… 31
胆俞 ……………… 32

脾俞 ……………………… 32

胃俞 ……………………… 32

三焦俞 …………………… 32

肾俞 ……………………… 32

气海俞 …………………… 32

大肠俞 …………………… 32

关元俞 …………………… 32

小肠俞 …………………… 33

膀胱俞 …………………… 33

中膂俞 …………………… 33

白环俞 …………………… 33

上髎 ……………………… 33

次髎 ……………………… 33

中髎 ……………………… 33

下髎 ……………………… 33

会阳 ……………………… 33

附分 ……………………… 34

魄户 ……………………… 34

膏肓 ……………………… 34

神堂 ……………………… 34

譩譆 ……………………… 34

膈关 ……………………… 34

魂门 ……………………… 34

阳纲 ……………………… 34

意舍 ……………………… 35

胃仓 ……………………… 35

肓门 ……………………… 35

志室 ……………………… 35

胞肓 ……………………… 35

秩边 ……………………… 35

承扶 ……………………… 35

殷门 ……………………… 35

浮郄 ……………………… 35

委阳 ……………………… 36

委中 ……………………… 36

合阳 ……………………… 36

承筋 ……………………… 36

承山 ……………………… 36

飞扬 ……………………… 36

跗阳 ……………………… 36

昆仑 ……………………… 36

仆参 ……………………… 37

申脉 ……………………… 37

金门 ……………………… 37

京骨 ……………………… 37

束骨 ……………………… 37

足通谷 …………………… 37

至阴 ……………………… 37

足少阴肾经 ………………… 37

涌泉 ……………………… 38

然谷 ……………………… 38

太溪 ……………………… 38

大钟 ……………………… 39

水泉 ……………………… 39

照海 ……………………… 39

复溜 ……………………… 39

交信 ……………………… 39

筑宾 ……………………… 39

阴谷 …………………… 39

横骨 …………………… 39

大赫 …………………… 40

气穴 …………………… 40

四满 …………………… 40

中注 …………………… 40

肓俞 …………………… 40

商曲 …………………… 40

石关 …………………… 40

阴都 …………………… 40

腹通谷 ………………… 40

幽门 …………………… 41

步廊 …………………… 41

神封 …………………… 41

灵墟 …………………… 41

神藏 …………………… 41

彧中 …………………… 41

俞府 …………………… 41

手厥阴心包经 ……………… 41

天池 …………………… 42

天泉 …………………… 43

曲泽 …………………… 43

郄门 …………………… 43

间使 …………………… 43

内关 …………………… 43

大陵 …………………… 43

劳宫 …………………… 43

中冲 …………………… 43

手少阳三焦经 ……………… 44

关冲 …………………… 44

液门 …………………… 44

中渚 …………………… 45

阳池 …………………… 45

外关 …………………… 45

支沟 …………………… 45

会宗 …………………… 45

三阳络 ………………… 45

四渎 …………………… 45

天井 …………………… 45

清冷渊 ………………… 46

消泺 …………………… 46

臑会 …………………… 46

肩髎 …………………… 46

天髎 …………………… 46

天牖 …………………… 46

翳风 …………………… 46

瘈脉 …………………… 46

颅息 …………………… 47

角孙 …………………… 47

耳门 …………………… 47

耳和髎 ………………… 47

丝竹空 ………………… 47

足少阳胆经 ………………… 47

瞳子髎 ………………… 49

听会 …………………… 49

上关 …………………… 49

颔厌 …………………… 49

悬颅 …………………… 49

悬厘 …………………… 49

曲鬓 …………………… 49

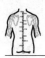
率谷 ……………… 49

天冲 ……………… 49

浮白 ……………… 50

头窍阴 …………… 50

完骨 ……………… 50

本神 ……………… 50

阳白 ……………… 50

头临泣 …………… 50

目窗 ……………… 50

正营 ……………… 51

承灵 ……………… 51

脑空 ……………… 51

风池 ……………… 51

肩井 ……………… 51

渊腋 ……………… 51

辄筋 ……………… 51

日月 ……………… 51

京门 ……………… 52

带脉 ……………… 52

五枢 ……………… 52

维道 ……………… 52

居髎 ……………… 52

环跳 ……………… 52

风市 ……………… 52

中渎 ……………… 52

膝阳关 …………… 53

阳陵泉 …………… 53

阳交 ……………… 53

外丘 ……………… 53

光明 ……………… 53

阳辅 ……………… 53

悬钟 ……………… 53

丘墟 ……………… 53

足临泣 …………… 54

地五会 …………… 54

侠溪 ……………… 54

足窍阴 …………… 54

足厥阴肝经 ……… 54

大敦 ……………… 55

行间 ……………… 55

太冲 ……………… 56

中封 ……………… 56

蠡沟 ……………… 56

中都 ……………… 56

膝关 ……………… 56

曲泉 ……………… 56

阴包 ……………… 56

足五里 …………… 56

阴廉 ……………… 57

急脉 ……………… 57

章门 ……………… 57

期门 ……………… 57

任 脉 ……………… 57

会阴 ……………… 58

曲骨 ……………… 58

中极 ……………… 59

关元 ……………… 59

石门 ……………… 59

气海 ……………… 59

阴交 ……………… 59

神阙 ……………… 59

水分 ……………… 59

下脘 ……………… 59

建里 ……………… 60

中脘 ……………… 60

上脘 ……………… 60

巨阙 ……………… 60

鸠尾 ……………… 60

中庭 ……………… 60

膻中 ……………… 60

玉堂 ……………… 60

紫宫 ……………… 61

华盖 ……………… 61

璇玑 ……………… 61

天突 ……………… 61

廉泉 ……………… 61

承浆 ……………… 61

督 脉 ……………… 61

长强 ……………… 63

腰俞 ……………… 63

腰阳关 ……………… 63

命门 ……………… 63

悬枢 ……………… 63

脊中 ……………… 63

中枢 ……………… 63

筋缩 ……………… 63

至阳 ……………… 64

灵台 ……………… 64

神道 ……………… 64

身柱 ……………… 64

陶道 ……………… 64

大椎 ……………… 64

哑门 ……………… 64

风府 ……………… 64

脑户 ……………… 65

强间 ……………… 65

后顶 ……………… 65

百会 ……………… 65

前顶 ……………… 65

囟会 ……………… 65

上星 ……………… 65

神庭 ……………… 65

素髎 ……………… 66

水沟 ……………… 66

兑端 ……………… 66

龈交 ……………… 66

常用经外奇穴 ……………… 66

头颈部穴 ……………… 66

四神聪 ……………… 66

当阳 ……………… 66

印堂 ……………… 66

鱼腰 ……………… 67

太阳 ……………… 67

耳尖 ……………… 67

球后 ……………… 67

上迎香 ……………… 67

内迎香 ……………… 67

聚泉 ……………… 67

海泉 ……………… 67

金津、玉液 ……… 68

翳明 ……………… 68

颈百劳 …………… 68

胸腹部穴 …………… 68

子宫 ……………… 68

背部穴 ……………… 68

定喘 ……………… 68

夹脊 ……………… 68

胃脘下俞 ………… 68

痞根 ……………… 69

下极俞 …………… 69

腰眼 ……………… 69

十七椎 …………… 69

腰奇 ……………… 69

上肢部穴 …………… 69

肘尖 ……………… 69

二白 ……………… 69

中泉 ……………… 69

中魁 ……………… 70

大骨空 …………… 70

小骨空 …………… 70

腰痛点 …………… 70

外劳宫 …………… 70

八邪 ……………… 70

四缝 ……………… 70

十宣 ……………… 70

下肢部穴 …………… 71

髋骨 ……………… 71

鹤顶 ……………… 71

百虫窝 …………… 71

内膝眼 …………… 71

膝眼 ……………… 71

胆囊 ……………… 71

阑尾 ……………… 71

内踝尖 …………… 72

外踝尖 …………… 72

八风 ……………… 72

独阴 ……………… 72

气端 ……………… 72

第三章　经络常用诊疗
　　方法讲解 ……… 73

刮痧疗法 …………… 73

概述 ……………… 73

刮痧的功效 ……… 73

刮痧疗法的常用工具 …… 74

刮痧疗法常用的辅助材料

………………… 74

刮痧的手法 ……… 74

刮痧的注意事项 ……… 75

人体各部位刮痧顺序及方法

………………… 75

拔罐疗法 …………… 76

概述 ……………… 76

拔罐的功效 ……… 76

拔罐前的准备 …… 77

如何给罐具排气 …… 77

如何选择合适的拔罐形式

·········· 78

拔罐的注意事项 ·········· 78

艾灸疗法 ·········· 79

概述 ·········· 79

艾灸的功效 ·········· 79

艾灸的器材 ·········· 80

艾灸的方法 ·········· 80

艾灸的注意事项 ·········· 80

按摩疗法 ·········· 81

概述 ·········· 81

按摩的功效 ·········· 81

按摩前须知 ·········· 82

按摩常用的手法 ·········· 82

第四章 常见病穴位疗法

全解 ·········· 87

头痛 ·········· 87

刮痧治疗 ·········· 87

拔罐治疗 ·········· 87

艾灸治疗 ·········· 87

按摩治疗 ·········· 87

眩晕 ·········· 88

刮痧治疗 ·········· 88

拔罐治疗 ·········· 88

艾灸治疗 ·········· 89

按摩治疗 ·········· 89

神经衰弱 ·········· 89

刮痧治疗 ·········· 90

拔罐治疗 ·········· 90

按摩治疗 ·········· 90

高血压 ·········· 91

刮痧治疗 ·········· 91

拔罐治疗 ·········· 91

艾灸治疗 ·········· 91

按摩治疗 ·········· 91

糖尿病 ·········· 92

艾灸治疗 ·········· 92

按摩治疗 ·········· 92

中风偏瘫 ·········· 93

刮痧治疗 ·········· 93

拔罐治疗 ·········· 93

艾灸治疗 ·········· 93

按摩治疗 ·········· 93

慢性支气管炎 ·········· 94

刮痧治疗 ·········· 94

拔罐治疗 ·········· 94

艾灸治疗 ·········· 94

按摩治疗 ·········· 94

消化性溃疡 ·········· 94

刮痧治疗 ·········· 95

拔罐治疗 ·········· 95

艾灸治疗 ·········· 95

按摩治疗 ·········· 95

胃下垂 ·········· 95

刮痧治疗 ·········· 95

拔罐治疗 ·········· 96

艾灸治疗 ·········· 96

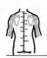
按摩治疗 ……………… 96

呃逆 ……………… 96

　　刮痧治疗 ……………… 96

　　拔罐治疗 ……………… 97

　　艾灸治疗 ……………… 97

　　按摩治疗 ……………… 97

失眠 ……………… 97

　　刮痧治疗 ……………… 97

　　拔罐治疗 ……………… 98

　　艾灸治疗 ……………… 98

　　按摩治疗 ……………… 98

三叉神经痛 ……………… 98

　　刮痧治疗 ……………… 98

　　按摩治疗 ……………… 99

颈椎病 ……………… 99

　　刮痧治疗 ……………… 99

　　拔罐治疗 ……………… 99

　　艾灸治疗 ……………… 99

　　按摩治疗 ……………… 100

肩周炎 ……………… 100

　　刮痧治疗 ……………… 100

　　拔罐治疗 ……………… 100

　　艾灸治疗 ……………… 101

　　按摩治疗 ……………… 101

腰椎间盘突出症 ……………… 101

　　刮痧治疗 ……………… 101

　　拔罐治疗 ……………… 101

　　艾灸治疗 ……………… 101

　　按摩治疗 ……………… 102

子宫脱垂 ……………… 102

　　刮痧治疗 ……………… 102

　　拔罐治疗 ……………… 102

　　艾灸治疗 ……………… 102

　　按摩治疗 ……………… 103

更年期综合征 ……………… 103

　　刮痧治疗 ……………… 103

　　拔罐治疗 ……………… 104

　　艾灸治疗 ……………… 104

　　按摩治疗 ……………… 104

带下病 ……………… 104

　　刮痧治疗 ……………… 105

　　拔罐治疗 ……………… 105

　　艾灸治疗 ……………… 105

　　按摩治疗 ……………… 105

月经不调 ……………… 106

　　刮痧治疗 ……………… 106

　　拔罐治疗 ……………… 106

　　艾灸治疗 ……………… 106

　　按摩治疗 ……………… 106

盆腔炎 ……………… 107

　　刮痧治疗 ……………… 107

　　拔罐治疗 ……………… 107

　　艾灸治疗 ……………… 108

　　按摩治疗 ……………… 108

前列腺增生 ……………… 109

　　刮痧治疗 ……………… 109

　　拔罐治疗 ……………… 109

　　艾灸治疗 ……………… 109

按摩治疗 ·············· 109

遗精 ················ 110

　　刮痧治疗 ·············· 110

　　拔罐治疗 ·············· 110

　　艾灸治疗 ·············· 110

　　按摩治疗 ·············· 111

早泄 ················ 111

　　刮痧治疗 ·············· 111

　　拔罐治疗 ·············· 112

　　艾灸治疗 ·············· 112

　　按摩治疗 ·············· 112

阳痿 ················ 113

　　刮痧治疗 ·············· 113

　　拔罐治疗 ·············· 113

　　艾灸治疗 ·············· 113

　　按摩治疗 ·············· 113

鼻炎 ················ 114

　　刮痧治疗 ·············· 114

　　拔罐治疗 ·············· 114

　　艾灸治疗 ·············· 114

　　按摩治疗 ·············· 115

口腔溃疡 ·············· 115

　　刮痧治疗 ·············· 115

　　拔罐治疗 ·············· 115

　　艾灸治疗 ·············· 116

　　按摩治疗 ·············· 116

牙周炎 ··············· 116

　　刮痧治疗 ·············· 116

　　拔罐治疗 ·············· 117

艾灸治疗 ·············· 117

按摩治疗 ·············· 117

耳鸣、耳聋 ············· 117

　　刮痧治疗 ·············· 118

　　拔罐治疗 ·············· 118

　　艾灸治疗 ·············· 118

　　按摩治疗 ·············· 118

中耳炎 ··············· 119

　　刮痧治疗 ·············· 119

　　艾灸治疗 ·············· 119

　　按摩治疗 ·············· 119

老年性白内障 ············ 120

　　艾灸治疗 ·············· 120

　　按摩治疗 ·············· 120

青光眼 ··············· 121

　　按摩治疗 ·············· 121

扁桃体炎 ·············· 121

　　刮痧治疗 ·············· 121

　　拔罐治疗 ·············· 122

　　艾灸治疗 ·············· 122

　　按摩治疗 ·············· 122

面神经麻痹 ············· 122

　　刮痧治疗 ·············· 122

　　拔罐治疗 ·············· 123

　　艾灸治疗 ·············· 123

　　按摩治疗 ·············· 123

痤疮 ················ 123

　　刮痧治疗 ·············· 124

　　拔罐治疗 ·············· 124

艾灸治疗…………… 124

　　按摩治疗…………… 124

黄褐斑………………… 124

　　刮痧治疗…………… 125

　　拔罐治疗…………… 125

　　艾灸治疗…………… 125

　　按摩治疗…………… 125

荨麻疹………………… 126

　　刮痧治疗…………… 126

　　拔罐治疗…………… 126

　　艾灸治疗…………… 127

　　按摩治疗…………… 127

神经性皮炎…………… 127

　　刮痧治疗…………… 127

　　拔罐治疗…………… 127

　　艾灸治疗…………… 128

　　按摩治疗…………… 128

皮肤瘙痒症…………… 128

　　刮痧治疗…………… 128

　　拔罐治疗…………… 129

　　艾灸治疗…………… 129

　　按摩治疗…………… 129

湿疹…………………… 130

　　刮痧治疗…………… 130

　　拔罐治疗…………… 130

　　按摩治疗…………… 131

斑秃与脱发…………… 131

　　刮痧治疗…………… 131

　　拔罐治疗…………… 131

　　艾灸治疗…………… 132

　　按摩治疗…………… 132

银屑病………………… 132

　　刮痧治疗…………… 132

　　拔罐治疗…………… 132

慢性疲劳综合征……… 133

　　刮痧治疗…………… 133

　　拔罐治疗…………… 133

　　艾灸治疗…………… 133

　　按摩治疗…………… 134

运动疲劳……………… 134

　　刮痧治疗…………… 134

　　拔罐治疗…………… 135

　　艾灸治疗…………… 135

　　按摩治疗…………… 135

身心疲劳……………… 136

　　刮痧治疗…………… 136

　　拔罐治疗…………… 136

　　艾灸治疗…………… 136

　　按摩治疗…………… 136

第一章 腧穴概论

腧穴的分类

人体的腧穴很多，它是人们在长期的医疗实践中，陆续发现并逐步积累起来的经验总结。经过历代医家用"分部""分经"的方法，进行多次整理，现在一般分为三类：

（1）十四经腧穴：简称"经穴"，指分布在十二经脉和任督二脉上的穴位，是腧穴的主要部分。现有的 361 个经穴，绝大部分是晋代以前发现的，其中有很多腧穴是发现经络的基础，有的经穴是从经外奇穴中补入的，如膏肓、风市、中枢、急脉等。经穴自发现以后，经过定位、定名，逐步从散在到系统。

（2）经外奇穴：又称"奇穴""经外穴"，是指既有一定穴名，又有明确的位置，但是尚未列入十四经系统的穴位。这些奇穴与经络同样有着密切的关系。

（3）阿是穴：指没有固定的位置，而是以压痛点或其他反应点作为针灸的穴位，所以又叫"以痛为腧""天应穴""不定穴"等。

上述十四经腧穴、经外奇穴与阿是穴的区分，可以简明地说明腧穴的发现和发展过程。一般认为阿是穴是腧穴的最初形式，经过临床的不断检验，有选择地逐步定位、定名，上升为经外奇穴、十四经腧穴。

腧穴的治疗作用

腧穴是人体脏腑经络之气输注的部位，也是邪气所容之处。当脏腑有病或邪气侵犯人体后引起脏腑经络气血功能失调时，均会在相应的腧穴发生病理反应。反之，运用针刺、艾灸等刺激作用于腧穴，通过激发经气，"通其经脉，调其血气，营其逆顺出入之会"和补虚泻实、协调阴阳等作用，从而达到阴阳平衡、脏腑调和、真元畅通、邪去正安的治疗目的。这就是腧穴的治疗作用，概括起来主要有以下三个方面：

近治作用

腧穴的近治作用是指所有的腧穴均可治疗其所在部位局部及邻近组织、器官

1

的病症。如睛明、承泣、攒竹、瞳子髎等穴位均在眼区及其邻近部位，所以它们均可治疗眼病；中脘、梁门等穴位均在胃脘部，所以均可治疗胃脘痛；迎香在鼻旁可治鼻病；地仓穴在口角旁可治口㖞；膝眼、梁丘、阳陵泉等穴位在膝关节及其附近，所以均可治疗膝关节疼痛。腧穴的近治作用是一切腧穴主治作用所具有的共同特点，即"腧穴所在，主治所在"。因为所有的腧穴均可在针灸治疗中发挥泻散其所在部位邪气或瘀滞，并可使局部络脉之气得以调和，经气运行得以疏通的作用，所以能显示出对其所在局部及邻近组织器官病痛的治疗作用。

远治作用

腧穴的远治作用是十四经穴主治作用的基本规律，主要是指十四经腧穴尤其是十二经脉在四肢肘膝关节以下的腧穴，不仅能治疗局部病症，而且还能治疗本经循行所过的远隔部位的脏腑、组织器官的病症，即"经脉所通，主治所及"。这种远治作用又表现在以下两个方面：

1. 本经腧穴作用

在十四经脉中有许多腧穴，除能治疗局部病症外，还可治疗其所属经脉经过的远隔部位脏腑或组织器官的病症。如合谷穴不仅能治疗上肢病症，而且还能治疗本经经脉所过的颈部和头面、五官的病症；足三里穴不仅能治疗下肢病症，而且还能治疗本经经脉所过部位的腹痛、胃痛、乳痛等病症。

2. 异经腧穴作用

有些经穴除能治疗本经远隔部位的病症外，还能治疗其表里经远隔部位的病症。足三里穴除治疗胃病（本经）外，还有健脾功效（异经）；列缺穴除治疗咳喘、胸闷等肺经（本经）病症外，还可治疗手阳明大肠经（异经）的病症，如头痛、项强等。还有的腧穴能治疗多经病症，如许多交会穴都有这类作用。

特殊作用

临床实践证明，有些腧穴对某脏腑器官疾病或某病理状态有相对特异的治疗作用。如大椎穴退热，至阴穴矫正胎位，胆囊穴治疗胆绞痛，神门穴安神，少商穴治咽喉肿痛，太渊穴治无脉症，天枢穴治泻痢、便秘等，均有较好的效果和较高的特异性。这就是某些腧穴所特有的治疗作用，简称特殊作用。牢记腧穴的特殊作用，对于随症取穴，提高针灸临床疗效，有重要的意义。古人对腧穴的特殊治疗作用已有充分的认识，并据此归纳出各种针灸歌赋以及特定穴的应用经验等，可供借鉴。现代临床研究还证实，腧穴的特殊治疗作用有以下两个特点：

1. 相对特异性

即某些腧穴的某些特殊作用均有比较稳定的相对特异性，如前述的大椎穴退热、神门穴安神等，这是临床上对症取穴的作用基础。

2. 双向良性调整作用

针刺某些腧穴时，对其相应所治疗的某器官或某机能活动的病理状态具有双向调整作用。如腹泻时针天枢穴可止泻，便秘时针天枢穴则可通便；心动过速时针内关穴能减慢心率，心动过缓时针内关穴则又可使心率恢复正常等。针刺腧穴对其相应脏器或某种机能活动的调整作用，总是使之从病理状态向正常范围回归，很少有"矫枉过正"的变化，而且这种调整作用主要是在病理状态下发挥疗效，对处于正常状态下的脏器或机能影响不大，属于良性调整，所以称之为双向良性调整作用。

总结十四经穴治疗作用的基本规律：本经腧穴能治本经病，表里经穴能治互为表里的经脉、脏腑病，经穴还能治疗局部病。各经腧穴主治作用既有其特殊性，又有共同性。如手三阴经腧穴的主治作用各有其特异范围：手太阴肺经穴主治肺病、喉病及上肢内侧前缘痹痛，手厥阴心包经穴主治心病、胃病及上肢内侧中线部痹痛，手少阴心经穴主治心痛及上肢内侧后缘痹痛。这是它们的差异——特殊性。但是它们均能治疗胸部疾病，这是它们的共同性。现将各经腧穴主治异同分经简介如表 1 至表 5 所示。

表 1　十四经腧穴主治异同表——手三阴经

经	本经特点	二经相同	三经相同
手太阴经	肺病，喉病		
手厥阴经	心病，胃病	神志病	胸部病
手少阴经	心病		

表 2　十四经腧穴主治异同表——手三阳经

经	本经特点	二经相同	三经相同
手阳明经	前额、鼻、口、齿部位疾病		
手少阳经	侧头病，胁肋病	咽喉病，热病	目病，耳病
手太阳经	后头、肩胛病，神志病		

表 3　十四经腧穴主治异同表——足三阳经

经	本经特点	三经相同
足阳明经	口齿病，咽喉病，胃肠病	
足少阳经	耳病，胁肋病	眼病，神志病，热病
足太阳经	背腰病（背俞并治脏腑病）	

3

表4　十四经腧穴主治异同表——足三阴经

经	本经特点	三经相同
足太阴经	脾胃病	
足厥阴经	肝病	前阴病，妇科病
足少阴经	肾病，肺病，咽喉病	

表5　十四经腧穴主治异同表——任督二脉

经	本经特点	二经相同
任脉	回阳，固脱，有强壮作用	神志病，脏腑病，妇科病
督脉	中风，昏迷，热病，头面病	

腧穴的定位方法

在针灸临床中，取穴是否准确与针灸治疗效果有密切的关系。为了定准穴位，历代医家在长期的临床实践中积累了丰富的经验，创立了多种定穴方法。熟练掌握各种定穴方法，对于准确取穴，提高针灸治疗效果有重要的意义。现将针灸临床中常用的腧穴定位方法简介如下：

体表解剖标志定位法

体表解剖标志定位法，是利用人体体表的各种解剖学标志为依据来确定腧穴位置的方法，也叫自然标志定位法。体表解剖标志又分为固定标志和活动标志两种。

（1）固定标志：是指体表各部位由骨节、肌肉形成的突起、凹陷、五官轮廓、发际、指（趾）甲、乳头、肚脐等位置固定的标志，以此为依据来确定腧穴位置简单而又准确。如眉头定攒竹穴，口角旁开4分定地仓穴，脐上4寸定中脘穴，乳头旁开1寸定天池穴，第二腰椎棘突下定命门穴，腓骨小头前下方陷中定阳陵泉穴，拇指桡侧指甲角旁1分定少商穴等。

（2）活动标志：是指人体各部位的关节、肌肉、肌腱、皮肤等随着活动而出现的空隙、凹陷、皱纹等标志。这些标志只有在采取相应的活动姿势时才会出现，所以定穴时要求病人先采取相应的体位和活动姿势，然后才能依据相应的标志来确定腧穴位置。例如，屈肘时在肘横纹外侧端与肱骨外上髁连线中点定曲池穴，屈膝时在髌韧带外侧凹陷中定犊鼻穴，张口时在耳屏前与下颌关节之间凹陷中取听宫穴，咀嚼时在咬肌隆起处当下颌角前上方约1横指陷中取颊车穴等。

"骨度"折量定位法

"骨度"折量定位法，又称骨度分寸定位法，始见于《灵枢·骨度》。它是将人体各部位的长度和宽度，以骨节、缝纹或其他标志为依据定出分寸而用于腧穴定位的方法。现行使用的"骨度"折量尺寸主要是以《灵枢·骨度》规定的人体各部尺寸为基础，经历代医家补充修改，其已成为腧穴定位时折量尺寸的基本准则。不论男女、老幼、高矮、胖瘦的患者，均按照这个标准进行折量。现将常用的"骨度"折量寸数列表简介如表 6 所示。

表 6　常见"骨度"折量寸表

部位	起止点	折量寸	度量法	说明
头面部	前发际正中至后发际正中	12	直寸	用于确定头部腧穴的纵向距离
	眉间（印堂）至前发际正中	3	直寸	用于确定前发际或后发际及其头部腧穴的纵向距离
	第七颈椎棘突下（大椎）至后发际正中	3	直寸	
	眉间（印堂）至后发际正中至第七颈椎棘突下（大椎）	18	直寸	
	前两额发角（头维）之间	9	横寸	用于确定前部腧穴的横向距离
	耳后两完骨（乳突）之间	9	横寸	用于确定后部腧穴的横向距离
胸腹胁部	胸骨上窝（天突）至歧骨（剑胸结合中点）	9	直寸	用于确定胸部任脉腧穴的纵向距离
	歧骨（剑胸结合中点）至脐中	8	直寸	用于确定上腹部腧穴的纵向距离
	脐中至曲骨（耻骨联合上缘）	5	直寸	用于确定下腹部腧穴的纵向距离
	两乳头之间	8	横寸	用于确定胸腹部腧穴的横向距离
	腋窝顶点至第十一肋游离端（章门）	12	直寸	用于确定胁肋部腧穴的纵向距离（胸部直寸，以肋骨计算，每条肋骨为 1.6 寸）

续表

部位	起止点	折量寸	度量法	说明
腰背部	肩胛骨内缘（近脊柱侧）至后正中线	3	横寸	用于确定背腰部腧穴的横向距离
	肩峰缘至后正中线	8	横寸	用于确定肩背部腧穴的横向距离
上肢部	腋前、后纹至肘横纹（平肘尖）	9	直寸	用于确定上臂部腧穴的纵向距离
	肘横纹（平肘尖）至腕掌（背）侧横纹	12	直寸	用于确定前臂部腧穴的纵向距离
下肢部	耻骨联合上缘至股骨内上髁	18	直寸	用于确定大腿内侧足三阴腧穴的纵向距离
	胫骨内侧髁下缘至内踝尖	13	直寸	用于确定小腿内侧足三阴腧穴的纵向距离
	胫骨大转子至腘横纹	19	直寸	用于确定大腿后外侧足三阳经腧穴的纵向距离（臀沟至腘横纹，相当于14直寸）
	腘横纹至外踝尖	16	直寸	用于确定小腿外后侧足三阳经腧穴的纵向距离

第二章 腧穴各论

手太阴肺经

手太阴肺经外行线分布于人体胸前、上肢内侧前缘及拇指桡侧,体表循行11个穴位,首穴为中府,末穴为少商。其中有2个穴位在胸前外上部,其余9个穴位则分布在上肢掌面桡侧(图1)。

穴位数量:11个。

归属脏腑:肺。

主治病症:咽喉、胸、肺及经脉循行部位的病症。

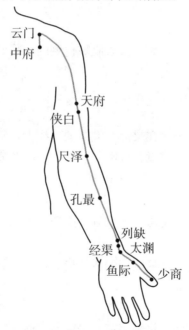

图 1 手太阴肺经腧穴总图

中府

定位:在胸前壁的外上方、云门穴下1寸、前正中线旁开6寸,平第一肋间隙处。

主治:胸肺胀满、咳喘、支气管炎、胸痛、肩背疼痛。

云门

定位：在胸前壁的外上方，肩胛骨喙突上方，锁骨下窝凹陷处，距前正中线6寸。

主治：咳嗽、气喘、胸痛、肩背痛。

天府

定位：在手臂内侧面，肱二头肌桡侧缘，腋前纹头下3寸处。

主治：肩膀和上臂内侧疼痛、咳嗽、气喘、鼻出血。

侠白

定位：在臂内侧面，肱二头肌桡侧缘，腋前纹头下4寸处，或肘横纹上5寸处。

主治：上臂内侧疼痛、咳嗽、气喘。

尺泽

定位：在手臂肘横纹中，肱二头肌肌腱桡侧的凹陷处。

主治：咳嗽、气喘、支气管炎、潮热、咽喉肿痛、肘臂肿痛。

孔最

定位：在前臂掌面桡侧，在尺泽与太渊的连线上，腕横纹上7寸处。

主治：咯血、鼻出血、咳嗽、气喘、热病、咽喉肿痛、肘臂挛痛。

列缺

定位：在前臂桡侧缘，桡骨茎突上方，腕横纹上1.5寸，肱桡肌与拇长展肌腱之间。

主治：头痛、项强、咳嗽气喘、咽喉肿痛、口眼歪斜、牙痛。

经渠

定位：在前臂掌面桡侧，桡骨茎突与桡动脉之间凹陷处，腕横纹上1寸处。

主治：咳嗽气喘、胸痛、喉痹、手腕痛。

太渊

定位：在腕掌侧横纹桡侧，桡动脉搏动处。

主治：感冒、咳嗽、气喘、咽喉肿痛、腕臂疼痛、胸痛、无脉症。

鱼际

定位：在第一掌指关节后凹陷处，约在第一掌骨中点桡侧，赤白肉际处。

主治：咳嗽、咽喉肿痛、咽炎、发热。

少商

定位：在手拇指末节的桡侧，距指甲角 0.1 寸处，也称"鬼信穴"。

主治：咳嗽、发热、咽喉肿痛、肺炎、昏迷、手指挛痛。

手阳明大肠经

手阳明大肠经外行线分布于人体食指、上肢外侧前缘、肩、颈、颊、鼻侧，体表循行 20 个穴位，首穴为商阳，末穴为迎香；有 6 个穴位在肩、颈和面部，其余 14 个穴位则分布在手部及上肢背面的桡侧（图 2）。

穴位数量：20 个。

归属脏腑：大肠。

主治病症：面、咽喉病症，热病、神志病及经脉循行部位的其他病症。

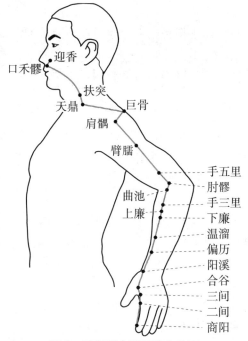

图 2　手阳明大肠经腧穴总图

商阳

定位：在手食指末节桡侧，距指甲角 0.1 寸处。

主治：咽喉肿痛、咽炎、热病牙痛、中风昏迷、手指麻木。

二间

定位：微握拳时，在食指本节（第二掌指关节）前，桡侧凹陷处。

主治：咽喉肿痛、牙痛口喝、目痛、热病。

三间

定位：微握拳时，在食指本节后桡侧的凹陷处，在第二掌骨小头上方处。

主治：目痛、牙痛、咽喉肿痛、手背肿痛。

合谷

定位：在手背处，第一与第二掌骨间，第二掌骨桡侧的中点处。

主治：头痛、牙痛、鼻出血、上肢疼痛、便秘、热病无汗。

阳溪

定位：腕背横纹桡侧，手拇指向上跷起时，在拇长伸肌腱和拇短伸肌腱间的凹陷中。

主治：头痛、牙痛、咽喉肿痛、目赤肿痛、手腕疼痛。

偏历

定位：曲肘，在前臂背面桡侧，阳溪与曲池的连线上，腕横纹上 3 寸处。

主治：手臂疼痛、肩膀酸痛、水肿、目赤、耳鸣、鼻出血、喉痛。

温溜

定位：屈肘，在前臂背面桡侧，阳溪与曲池的连线上，腕横纹上 5 寸处。

主治：头痛面肿、口舌肿痛、咽喉肿痛、肠鸣腹痛、肩背酸痛。

下廉

定位：在前臂背面桡侧，阳溪与曲池的连线上，肘横纹下 4 寸处。

主治：头痛、眩晕、肘臂疼痛、腹胀、腹痛。

上廉

定位：在前臂背面桡侧，阳溪与曲池的连线上，肘横纹下 3 寸处。

主治：头痛、肩臂酸痛、手臂麻木、半身不遂、腹痛肠鸣。

手三里

定位：在前臂背面桡侧，阳溪与曲池的连线上，肘横纹下 2 寸处。

主治：牙痛、颊肿、腹痛腹泻、手臂麻痛、肘挛不伸、上肢不遂。

曲池

定位：在肘横纹外侧端，屈肘时，尺泽与肱骨外上髁连线的中点处。

主治：热病、头痛、牙痛、咽喉肿痛、肩肘关节疼痛、腹痛。

肘髎

定位：在臂外侧，屈肘，曲池上方 1 寸，肱骨边缘处。

主治：肘臂疼痛、麻木、挛急。

手五里

定位：在臂外侧，曲池与肩髃连线上，曲池上 3 寸处。

主治：肘臂挛痛、瘰疬。

臂臑

定位：在曲池与肩髃连线上，曲池上 7 寸处；自然垂臂时在臂外侧，三角肌止点处。

主治：肩臂疼痛、颈项拘急、瘰疬、各种目疾。

肩髃

定位：在肩部三角肌上，手臂外展或向前平伸时，肩峰前下方的凹陷处。

主治：肩胛关节炎、手臂无力、肩痛不举。

巨骨

定位：在肩上部，在锁骨肩峰端与肩胛冈之间的凹陷处。

主治：肩背手臂疼痛，不得屈伸，瘰疬，瘿气。

天鼎

定位：在颈外侧部，胸锁乳突肌后缘，喉结旁，扶突穴与缺盆穴连线中点。
主治：瘿气、咽喉肿痛、暴喑、咳嗽气喘、瘰疬。

扶突

定位：在颈外侧部，喉结旁约 3 寸，位于胸锁乳突肌的前、后缘之间。
主治：咳嗽气喘、咽喉肿痛、瘿气、瘰疬、暴喑。

口禾髎

定位：在上唇部，鼻孔外缘直下，平水沟穴（人中穴）。
主治：鼻塞、鼻出血、口㖞、口噤。

迎香

定位：在鼻翼外缘中点旁，鼻唇沟中，鼻翼旁开约 1 厘米的皱纹处。
主治：鼻塞、鼻出血、牙痛、感冒、面部神经麻痹或痉挛。

足阳明胃经

足阳明胃经外行线分布于人体头面、胸腹、下肢外侧前缘及第二趾和大趾，体表循行 45 个穴位，首穴为承泣，末穴为厉兑。其中有 12 个穴位在头部、面部、颈部，18 个穴位在胸腹部，其余 15 个穴位则分布在下肢前外侧和足部（图3）。

穴位数量：45 个。
归属脏腑：胃。
主治病症：胃、肠、头、面、五官等部位的病症，以及神志病与经脉循行部位的病症。

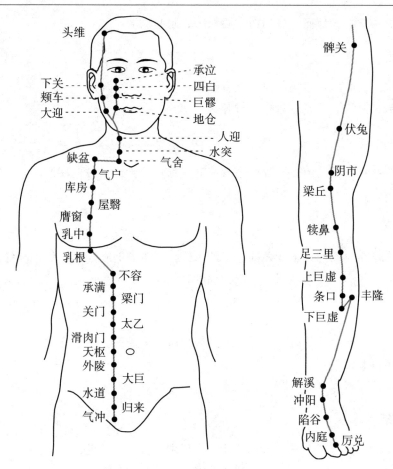

图3　足阳明胃经腧穴总图

承泣

定位：位于面部瞳孔直下，眼球与眼眶下缘之间。

主治：流泪、近视、眼睛疲劳、面肌痉挛、目赤肿痛。

四白

定位：目正视，位于面部瞳孔直下，在眼眶下孔的凹陷处。

主治：近视、目赤肿痛、目翳、面肌痉挛、头痛。

巨髎

定位：在面部，瞳孔直下，平鼻翼下缘处，当鼻唇沟外侧。

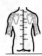

主治：口喝、牙痛、鼻出血、唇颊肿、眼睑眴动。

地仓

定位：在面部，口角外侧，上直瞳孔。

主治：口喝、流涎、齿痛、颊肿。

大迎

定位：在下颌角前方，咬肌附着部的前缘，位于面动脉搏动处。

主治：口喝、口噤、牙痛、颊肿。

颊车

定位：在面颊部，下颌角前上方约1横指，咀嚼时咬肌隆起的最高处。

主治：牙痛、口噤不语、口喝、颊肿。

下关

定位：在面部耳前方，颧弓与下颌切迹所形成的凹陷中。合口有穴，张口即闭，宜闭口取穴。

主治：耳鸣、耳聋、聤耳、牙痛、口喝、面肿痛。

头维

定位：在头侧部，发际上0.5寸，头正中线旁4.5寸处。

主治：头痛、目眩、眼痛、迎风流泪、眼睑润动。

人迎

定位：在颈部喉结旁1.5寸，胸锁乳突肌前缘，颈总动脉搏动处。

主治：头痛、眩晕、咽喉肿痛、气喘、胸满喘息。

水突

定位：在颈部，胸锁乳突肌的前缘，人迎穴与气舍穴连线的中点。

主治：咳嗽、哮喘、咽喉肿痛、瘿瘤、瘰疬。

气舍

定位：在颈部，锁骨内侧端的上缘，胸锁乳突肌的胸骨头与锁骨头之间。

主治：咳嗽、气喘、呃逆、咽喉肿痛、瘿瘤、瘰疬、颈项强痛。

缺盆

定位：在锁骨上窝中央，距前正中线 4 寸处。

主治：咳嗽、哮喘、缺盆中痛、咽喉肿痛、瘰疬、颈痛。孕妇禁针灸。

气户

定位：在胸部，锁骨中点下缘，距前正中线 4 寸处。

主治：咳嗽哮喘、呃逆、胸胁胀满、疼痛。

库房

定位：在胸部，第一肋间隙，距前正中线 4 寸处。

主治：咳嗽哮喘、咳唾脓血、胸胁胀痛。

屋翳

定位：在胸部，第二肋间隙，距前正中线 4 寸处。

主治：咳嗽、哮喘、咳唾脓血、胸胁胀痛、乳痈。

膺窗

定位：在胸部，第三肋间隙，距前正中线 4 寸处。

主治：咳嗽、气喘、胸胁胀痛、乳痈。

乳中

定位：在胸部，第四肋间隙，乳头中央，距前正中线 4 寸处。

主治：此穴不针不灸，只作胸腹部穴位的定位标志。

乳根

定位：在胸部，乳头直下，乳房根部，第五肋间隙，距前正中线 4 寸处。

主治：咳嗽、哮喘、胸闷、胸痛、乳痈、乳汁少。

不容

定位：在上腹部，脐中上 6 寸，距前正中线 2 寸处。

主治：胃痛、呕吐、腹胀、食欲不佳。

承满

定位：在上腹部，脐中上 5 寸，距前正中线 2 寸处。

主治：胃痛、腹胀、食欲不佳、吐血。

梁门

定位：在上腹部，脐中上4寸，距前正中线2寸处。

主治：胃痛、呕吐、腹胀肠鸣、泄泻、食欲不佳。

关门

定位：在上腹部，脐中上3寸，距前正中线2寸处。

主治：腹痛、腹胀、肠鸣、泄泻、水肿。

太乙

定位：在上腹部，脐中上2寸，距前正中线2寸处。

主治：癫狂、心烦、胃痛。

滑肉门

定位：在上腹部，脐中上1寸，距前正中线2寸处。

主治：慢性胃肠病、呕吐。

天枢

定位：在腹中部，脐中旁开2寸处。

主治：泄泻、痢疾、腹胀、腹痛、便秘、肠鸣、月经不调。

外陵

定位：在下腹部，脐中下1寸，距前正中线2寸处。

主治：腹痛、痛经、疝气。

大巨

定位：在下腹部，脐中下2寸，距前正中线2寸处。

主治：小腹胀痛、小便不利、疝气、遗精、早泄。

水道

定位：在下腹部，脐中下3寸，距前正中线2寸处。

主治：小腹胀满、疝气、小便不利、水肿、痛经、不孕。

归来

定位：在下腹部，脐中下 4 寸，距前正中线 2 寸处。
主治：腹痛、疝气、月经不调、闭经、白带异常、阴挺。

气冲

定位：在腹股沟稍上方，脐中下 5 寸，距前正中线 2 寸处。
主治：腹痛、肠鸣、疝气、阳痿、阴肿、月经不调、不孕。

髀关

定位：在大腿前面，髂前上棘与髌底外侧端的连线上，屈股时，平会阴穴，居缝匠肌外侧凹陷处。
主治：腹痛、腰痛膝冷、下肢病症。

伏兔

定位：在大腿前面，髂前上棘与髌底外侧端的连线上，髌骨上 6 寸处。
主治：腰膝冷痛、下肢麻痹、脚气、疝气。

阴市

定位：在大腿前面，髂前上棘与髌底外侧端的连线上，髌骨上 3 寸处。
主治：腰膝痿痹、屈伸不利、腹胀、腹痛、疝气。

梁丘

定位：屈膝，在大腿前面，髂前上棘与髌底外侧端的连线上，髌底上 2 寸处。
主治：急性胃痛、乳痈、膝肿痛、下肢不遂。

犊鼻

定位：在膝部，屈膝时髌骨与髌韧带外侧凹陷中。又名外膝眼。
主治：下肢麻痹、膝肿痛、屈伸不利。

足三里

定位：在小腿前外侧，犊鼻穴下 3 寸，距胫骨前缘 1 横指处。
主治：呕吐、腹胀、腹痛、胃痛、消化不良、腹泻、便秘、失眠、膝痛。

上巨虚

定位：在小腿前外侧，犊鼻穴下 6 寸，距胫骨前缘 1 横指（中指）处。
主治：肠中切痛、肠痈、泄泻、痢疾、便秘、下肢痿痹、脚气。

条口

定位：在小腿前外侧，犊鼻穴下 8 寸，距胫骨前缘 1 横指（中指）处。
主治：下肢痿痹、跗肿、转筋、肩臂痛。

下巨虚

定位：在小腿前外侧，犊鼻穴下 9 寸，距胫骨前缘 1 横指（中指）处。
主治：小腹痛、腰脊痛引睾丸、泄泻、痢疾、乳痈、下肢痿痹。

丰隆

定位：在小腿前外侧，外踝尖上 8 寸，条口穴外，距胫骨前缘 2 横指处。
主治：痰多、头痛、眩晕、咳嗽、哮喘、下肢痿痹。

解溪

定位：在足背与小腿交界处的横纹中央凹陷处，拇长伸肌腱和趾长伸肌腱之间。
主治：头痛、眩晕、牙痛、腹胀、便秘、脚踝肿痛。

冲阳

定位：在足背最高处，拇长伸肌腱与趾长伸肌腱之间，足背动脉搏动处。
主治：胃痛、腹胀、癫狂痫、口喝面肿、牙痛、足背肿痛、足痿无力。

陷谷

定位：在足背，第二、第三跖骨结合部前方凹陷处。
主治：目赤肿痛、面浮身肿、肠鸣腹痛、腹胀、足背肿痛、足痿无力。

内庭

定位：在足背，第二、第三趾间，趾蹼缘后方赤白肉际处。
主治：热病、腹痛、咽喉肿痛、牙痛、腹胀、便秘、足背肿痛。

厉兑

定位：在足部第二趾末节外侧，距趾甲角 0.1 寸处。

主治：咽喉肿痛、热病、牙痛、鼻出血、腹胀、足冷、足背肿痛。

足太阴脾经

足太阴脾经外行线分布于人体侧胸腹部、下肢内侧前缘及足大趾内侧，体表循行 21 个穴位，首穴为隐白，末穴为大包。其中有 11 个穴位在下肢内侧面和足部，其余 10 个穴位则分布在侧胸腹部（图 4）。

穴位数量：21 个。

归属脏腑：脾胃。

主治病症：脾胃疾病，妇科疾病，前阴病及经脉循行部位的其他病症。

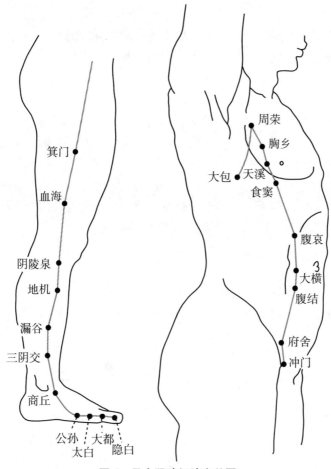

图 4　足太阴脾经腧穴总图

隐白

定位：在足大趾末节内侧，距趾甲角 0.1 寸处。

主治：癫狂、多梦、惊风、腹胀、呕吐、泄泻、月经过多、崩漏、便血、尿血。

大都

定位：在足内侧缘，足大趾本节（第一跖趾关节）前下方赤白肉际凹陷处。

主治：腹胀、胃痛、泄泻、便秘、热病无汗。

太白

定位：在足内侧缘，足大趾本节后下方赤白肉际凹陷处。

主治：便秘、足痛、胃痛、腹胀、腹痛、肠鸣、痢疾。

公孙

定位：在足内侧缘，第一跖骨基底的前下方，赤白肉际处。

主治：泄泻、呕吐、胃痛、腹胀、腹痛、痢疾、月经不调、足踝痛。

商丘

定位：在足内踝前下方凹陷中，舟骨结节与内踝尖连线的中点处。

主治：腹胀肠鸣、泄泻、便秘、痔疮、足踝肿痛。

三阴交

定位：在小腿内侧，足内踝尖上 3 寸，胫骨内侧缘后方。

主治：崩漏、小便不利、阳痿、消化不良、失眠、下肢麻痹。孕妇禁用。

漏谷

定位：在小腿内侧，内踝尖与阴陵泉的连线上，距内踝尖 6 寸，胫骨内侧缘后方。

主治：腹胀、肠鸣、小便不利、遗精、水肿、下肢痿痹。

地机

定位：在小腿内侧，内踝尖与阴陵泉的连线上，阴陵泉下 3 寸处。

主治：腹痛、腹胀、泄泻、月经不调、痛经、崩漏、遗精、水肿、小便不利、腰痛、下肢痿痹。

阴陵泉

定位：在小腿内侧，胫骨内侧髁后下方凹陷处。
主治：小便不利、带下、水肿、泄泻、腹胀、肠炎痢疾、膝痛、月经不调。

血海

定位：屈膝，在大腿内侧，髌底内侧端上 2 寸，股四头肌内侧头的隆起处。
主治：瘾疹、丹毒、月经不调、湿疹、膝痛。

箕门

定位：在大腿内侧，血海穴与冲门穴连线上，血海穴上 6 寸处。
主治：腹股沟肿痛、小便不利、遗尿。

冲门

定位：在腹股沟外侧，距耻骨联合上缘中点 3.5 寸，髂外动脉搏动处的外侧。
主治：腹痛、崩漏、带下、疝气。

府舍

定位：在下腹部，冲门穴上方 0.7 寸，距前正中线 4 寸处。
主治：腹痛、疝气。

腹结

定位：在下腹部，大横穴下 1.3 寸，距前正中线 4 寸处。
主治：腹痛、泄泻、便秘、痢疾、疝气。

大横

定位：仰卧，在腹中部，距脐中 4 寸处。
主治：腹痛、泄泻、便秘。

腹哀

定位：在上腹部，脐中上 3 寸，距前正中线 4 寸处。
主治：腹痛、便秘、痢疾、消化不良。

食窦

定位：在胸外侧部，第五肋间隙，距前正中线 6 寸处。
主治：胸胁胀痛、腹胀肠鸣、反胃、水肿、食入即吐。

天溪

定位：在胸外侧部，第四肋间隙，距前正中线 6 寸处。
主治：乳汁少、乳痈、胸胁疼痛、咳嗽。

胸乡

定位：在胸外侧部，第三肋间隙，距前正中线 6 寸处。
主治：胸胁胀痛。

周荣

定位：在胸外侧部，第二肋间隙，距前正中线 6 寸处。
主治：咳嗽、气逆、胸胁胀满。

大包

定位：在胸侧部，腋中线上，第六肋间隙处。
主治：胸闷、全身疼痛、消化不良。

手少阴心经

手少阴心经外行线分布于人体腋下、上肢内侧后缘、手掌及手小指桡侧，体表循行 9 个穴位，首穴为极泉，末穴为少冲。其中有 1 个穴位在腋窝部，其余 8 个穴位则分布在上肢掌侧面的尺侧（图 5）。
穴位数量：9 个。
归属脏腑：心。
主治病症：心病，胸病，神志病及经脉循行部位的其他病症。

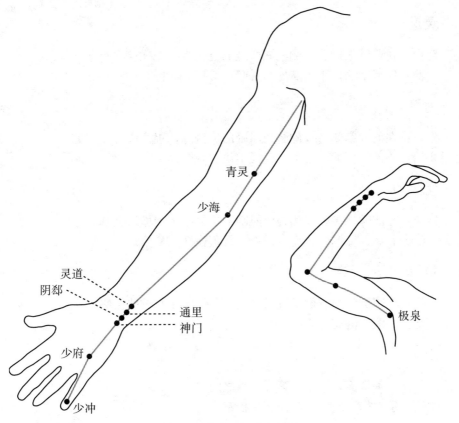

图 5　手少阴心经腧穴总图

极泉

定位：上臂外展时，在腋窝顶点，腋动脉的搏动处。

主治：胁痛、肋痛、肩关节炎、肩臂疼痛、上肢麻木。

青灵

定位：在臂内侧，极泉与少海的连线上，肘横纹上 3 寸，肱二头肌的内侧缘中。

主治：头痛、胁痛、肩臂疼痛。

少海

定位：屈肘举臂时，在肘横纹内侧端与肱骨内上髁连线的中点处。

主治：手颤、头痛目眩、心痛、肘关节痛、神经衰弱。

灵道

定位：在前臂掌侧，尺侧腕屈肌腱的桡侧缘，腕横纹上 1.5 寸处。

主治：肘臂挛痛、手指麻木、暴喑、心痛、心悸。

通里

定位：在前臂掌侧，尺侧腕屈肌腱的桡侧缘，腕横纹上 1 寸处。

主治：心悸、怔忡、暴喑、舌强不语、腕臂疼痛。

阴郄

定位：在前臂掌侧，尺侧腕屈肌腱的桡侧缘，腕横纹上 0.5 寸处。

主治：心痛、惊悸、吐血、衄血、骨蒸盗汗、暴喑。

神门

定位：在腕部，腕掌侧横纹尺侧端，尺侧腕屈肌腱的桡侧凹陷处。

主治：失眠、健忘、心痛、心悸、心烦。

少府

定位：在手掌面，第四、第五掌骨之间。

主治：掌中热、胸痛、心悸、小指挛痛。

少冲

定位：在手小指末节桡侧，距指甲角 0.1 寸处。

主治：热病、昏迷、心悸、心痛、肋间神经痛。

手太阳小肠经

手太阳小肠经外行线分布于人体手小指的尺侧、上肢外侧后缘、肩后、肩胛、颈部、面部、目外眦、耳中及目内眦，体表循行 19 个穴位，首穴为少泽，末穴为听宫。其中有 8 个穴位在上肢背面的尺侧，其余 11 个穴位则分布在肩部、颈部和面部。

穴位数量：19 个。

归属脏腑：小肠。

主治病症：头面部五官疾病，热病，神志病及经脉循行部位的其他病症。

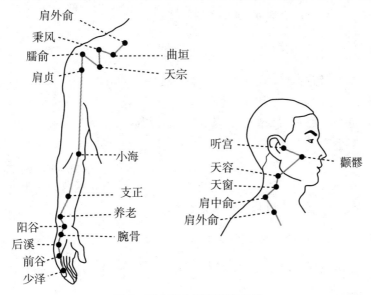

图6　手太阳小肠经腧穴总图

少泽

定位：在手小指末节尺侧，距指甲角0.1寸处。

主治：热病、头痛、咽喉肿痛、肋间神经痛、前臂神经痛、昏迷、产后无乳。

前谷

定位：在手尺侧，微握拳时，小指本节前的掌指横纹头赤白肉际。

主治：热病、头痛、目痛、鼻出血、耳鸣、咽喉肿痛。

后溪

定位：在手掌尺侧，微握拳时，小指本节后的远侧掌横纹头赤白肉际处。

主治：头痛、咽喉肿痛、腰背痛、手指及肘臂挛急。

腕骨

定位：在手掌尺侧，第五掌骨基底与三角骨之间凹陷的赤白肉际处。

主治：指挛腕痛、头项强痛、耳鸣、目翳、黄疸、消渴、热病、疟疾。

阳谷

定位：在手腕尺侧，尺骨茎突与三角骨之间的凹陷处。

主治：头痛、耳鸣、精神病、腕臂疼痛。

养老

定位：在前臂背面尺侧，尺骨小头近端桡侧的凹陷中，与尺骨小头最高点平齐的骨缝中。

主治：近视、肩背肘臂酸痛、落枕、急性腰痛。

支正

定位：在前臂背面尺侧，阳谷穴与小海穴的连线上，腕背横纹上 5 寸处。

主治：头痛、项强、目眩、臂酸痛、热病、癫狂。

小海

定位：在肘内侧，微微屈肘时，尺骨鹰嘴与肱骨内上髁之间的凹陷处。

主治：肘臂疼痛、头痛、腹痛、四肢无力。

肩贞

定位：在肩关节后下方，当臂内收时，腋后纹头上 4 寸处。

主治：肩背疼痛、手臂麻痛、瘰疬、耳鸣、耳聋。

臑俞

定位：在肩部，腋后纹头直上，肩胛冈下缘凹陷中。

主治：肩臂疼痛、肩周炎、瘰疬。

天宗

定位：在肩胛部，冈下窝中央凹陷处，与第四胸椎相平。

主治：乳腺增生、胸痛、肩胛疼痛、气喘。

秉风

定位：在肩胛部，冈上窝中央，天宗穴直上，举臂有凹陷处。

主治：肩胛疼痛、手臂酸麻。

曲垣

定位：在肩胛部，冈上窝内侧端，膈俞与第二胸椎棘突连线的中点处。

主治：肩胛疼痛、背项疼痛。

肩外俞

定位：在背部，第一胸椎棘突下，旁开 3 寸处。

主治：肩背疼痛、颈项强直。

肩中俞

定位：在背部，第七颈椎棘突下，旁开 2 寸处。

主治：咳嗽、哮喘、肩背疼痛。

天窗

定位：在颈外侧部，胸锁乳突肌的后缘，扶突穴后，与喉结相平，约喉结旁开 3.5 寸处。

主治：耳鸣、耳聋、咽喉肿痛、暴喑、颈项强痛、颈瘿。

天容

定位：在颈外侧部，下颌角的后方，胸锁乳突肌的前缘凹陷中。

主治：耳鸣、耳聋、咽喉肿痛、扁桃体炎、颈项肿痛。

颧髎

定位：在面部，目外眦直下，颧骨下缘凹陷处。

主治：口眼歪斜、牙痛、颊肿、眼睑瞤动、三叉神经痛。

听宫

定位：在面部，耳屏前，下颌骨髁状突的后方，张口时呈凹陷处。

主治：耳鸣、耳聋、牙痛、头晕、头痛。

足太阳膀胱经

足太阳膀胱经外行线分布于人体头面、腰背、下肢外侧后缘及足小趾，体表循行 67 个穴位，首穴为睛明，末穴为至阴。其中有 10 个穴位在头项部（图 7），39 个穴位在腰背部（图 8），其余 18 个穴位则分布在下肢后外侧部（图 9）。

穴位数量：67 个。

归属脏腑：膀胱。

主治病症：头颈、目、腰背、下肢等部位病症，神志病，呼吸系统、循环系统、消化系统、泌尿生殖系统及经脉循行部位的其他病症。

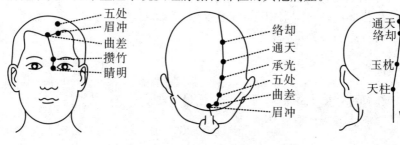

图7　足太阳膀胱经腧穴图（头项部）

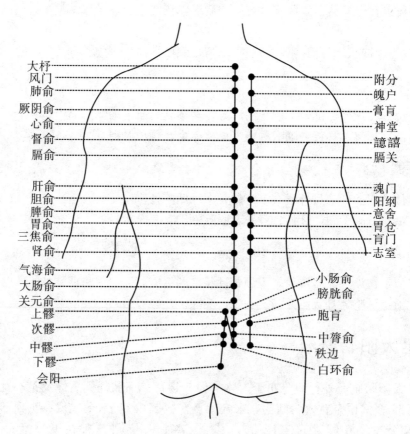

图8　足太阳膀胱经腧穴图（腰背部）

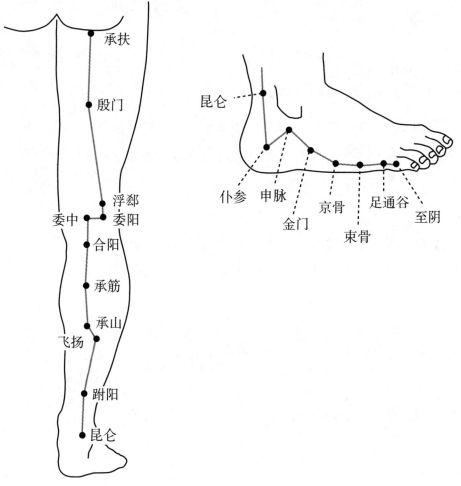

图 9　足太阳膀胱经腧穴图（下肢后外侧部）

睛明

定位：在面部，目内眦角稍上方的凹陷处。

主治：假性近视、散光、老花眼、眼睛红肿。

攒竹

定位：在眉头陷中，眶上切迹处。

主治：头痛、目视不明、目赤肿痛、迎风流泪、眼睑下垂、口眼歪斜、面痛。

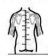

曲差

定位：在头部，前发际正中直上 0.5 寸，旁开 1.5 寸，即神庭与头维连线的内 1/3 与中 1/3 交点上。

主治：头痛目眩、目视不明、鼻塞、鼻出血。

眉冲

定位：在头部，攒竹直上入发际 0.5 寸，神庭与曲差的连线之间。

主治：头痛、眩晕、鼻塞、癫痫。

五处

定位：在头部，前发际正中直上 1 寸，旁开 1.5 寸处。

主治：头痛、目眩、目视不明、痫症。

承光

定位：在头部，前发际正中直上 2.5 寸，旁开 1.5 寸处。

主治：头痛、目眩、鼻塞、鼻炎、热病。

通天

定位：在头部，前发际正中直上 4 寸，旁开 1.5 寸处。

主治：头痛、眩晕、鼻塞。

络却

定位：在头部，前发际正中直上 5.5 寸，旁开 1.5 寸；或两耳尖连线上 4 寸，正中线旁开 1.5 寸处。

主治：耳鸣、鼻塞、目视不明、头晕、癫痫。

玉枕

定位：在后头部，后发际正中直上 2.5 寸，旁开 1.3 寸，平枕外隆凸上缘的凹陷处。

主治：头颈痛、目痛、目视不明、鼻塞。

天柱

定位：在项部，斜方肌外缘之后发际凹陷中，约后发际正中旁开 1.3 寸处。

主治：头痛、颈项僵硬、肩背疼痛、鼻塞。

大杼

定位：在背部，第一胸椎棘突下，旁开 1.5 寸处。

主治：头痛、肩背痛、咳嗽、发热。

风门

定位：在背部，第二胸椎棘突下，旁开 1.5 寸处。

主治：感冒、咳嗽、头颈痛、胸背痛。

肺俞

定位：在背部，第三胸椎棘突下，旁开 1.5 寸处。

主治：咳嗽、气喘、咯血、鼻塞、骨蒸潮热、盗汗、皮肤瘙痒、瘾疹。

厥阴俞

定位：在背部，第四胸椎棘突下，旁开 1.5 寸处。

主治：心痛、心悸、咳嗽、胸满、呕吐。

心俞

定位：在背部，第五胸椎棘突下，旁开 1.5 寸处。

主治：心痛、心悸、心烦、失眠、健忘、梦遗、咳嗽、盗汗、吐血。

督俞

定位：在背部，第六胸椎棘突下，旁开 1.5 寸处。

主治：心痛、胸闷、气喘、腹痛、腹胀、胃痛。

膈俞

定位：在背部，第七胸椎棘突下，旁开 1.5 寸处。

主治：胃脘痛、呕吐、呃逆、饮食不下、吐血、咳嗽气喘、潮热盗汗、瘾疹。

肝俞

定位：在背部，第九胸椎棘突下，旁开 1.5 寸处。

主治：黄疸、胁痛、脊背痛、目赤、目视不明、夜盲、眩晕、癫痫、吐血、出血。

胆俞

定位：在背部，第十胸椎棘突下，旁开 1.5 寸处。

主治：黄疸、口苦、呕吐、饮食不化、呕吐、胁肋痛、肺结核、潮热。

脾俞

定位：在背部，第十一胸椎棘突下，旁开 1.5 寸处。

主治：背痛、腹胀、呕吐、泄泻、便血、纳呆、完谷不化、水肿、黄疸。

胃俞

定位：在背部，第十二胸椎棘突下，旁开 1.5 寸处。

主治：胃脘痛、呕吐、腹胀肠鸣、胸胁痛。

三焦俞

定位：在腰部，第一腰椎棘突下，旁开 1.5 寸处。

主治：水肿、小便不利、腹胀肠鸣、泄泻、痢疾、腰脊强痛。

肾俞

定位：在腰部，第二腰椎棘突下，旁开 1.5 寸处。

主治：腰痛、遗精、阳痿、月经不调、带下、遗尿、小便不利、水肿、耳鸣、耳聋、咳喘少气。

气海俞

定位：在腰部，第三腰椎棘突下，旁开 1.5 寸处。

主治：腰痛、痛经、腹胀、肠鸣、痔疮。

大肠俞

定位：在腰部，第四腰椎棘突下，旁开 1.5 寸处。

主治：腰痛、腹胀、泄泻、便秘、痢疾、痔疮。

关元俞

定位：在腰部，第五腰椎棘突下，旁开 1.5 寸处。

主治：腰痛、腹胀、泄泻、小便不利或频数、遗尿、消渴。

小肠俞

定位：在骶部，骶正中嵴旁 1.5 寸，平第一骶后孔处。

主治：遗精、遗尿、尿血、带下、疝气、腹痛、泄泻、痢疾、腰腿痛。

膀胱俞

定位：在骶部，骶正中嵴旁 1.5 寸，平第二骶后孔处。

主治：小便不利、尿频、遗尿、遗精、泄泻、便秘、腰脊强痛。

中膂俞

定位：在骶部，骶正中嵴旁 1.5 寸，平第三骶后孔处。

主治：泄泻、痢疾、疝气、腰脊强痛。

白环俞

定位：在骶部，骶正中嵴旁 1.5 寸，平第四骶后孔处。

主治：带下、月经不调、遗尿、疝气、遗精、腰骶疼痛。

上髎

定位：在骶部，髂后上棘与后正中线之间，适对第一骶后孔处。

主治：月经不调、带下、遗精、阳痿、阴挺、小便不利、腰脊痛。

次髎

定位：在骶部，髂后上棘内下方，适对第二骶后孔处。

主治：月经不调、痛经、带下、小便不利、遗精、腰痛、下肢痿痹。

中髎

定位：在骶部，次髎下内方，适对第三骶后孔处。

主治：月经不调、带下、小便不利、便秘、泄泻。

下髎

定位：在骶部，中髎下内方，适对第四骶后孔处。

主治：小便不利、带下、痛经、小腹痛、腰骶痛。

会阳

定位：在骶部，尾骨端旁开 0.5 寸处。

主治：泄泻、痔疮、阳痿、带下。

附分

定位：在背部，第二胸椎棘突下，旁开 3 寸处。

主治：颈项强痛、肩背拘急、肘臂麻木。

魄户

定位：在背部，第三胸椎棘突下，旁开 3 寸处。

主治：咳嗽、气喘、肺结核、咯血、肩背痛、项强。

膏肓

定位：在背部，第四胸椎棘突下，旁开 3 寸处。

主治：咳嗽、气喘、盗汗、肺痨、健忘、遗精。

神堂

定位：在背部，第五胸椎棘突下，旁开 3 寸处。

主治：咳嗽、气喘、胸闷、背痛、心痛、心悸。

譩譆

定位：在背部，第六胸椎棘突下，旁开 3 寸处。

主治：咳嗽、气喘、疟疾、热病、肩背痛。

膈关

定位：在背部，第七胸椎棘突下，旁开 3 寸处。

主治：呕吐、饮食不下、胸闷、脊背强痛。

魂门

定位：在背部，第九胸椎棘突下，旁开 3 寸处。

主治：胸胁痛、背痛、饮食不下、呕吐、泄泻。

阳纲

定位：在背部，第十胸椎棘突下，旁开 3 寸处。

主治：肠鸣、泄泻、腹胀腹痛、黄疸、消渴。

意舍

定位：在背部，第十一胸椎棘突下，旁开 3 寸处。
主治：腹胀、肠鸣、泄泻、呕吐。

胃仓

定位：在背部，第十二胸椎棘突下，旁开 3 寸处。
主治：胃脘痛、腹胀肠鸣、水肿、背脊痛。

肓门

定位：在腰部，第一腰椎棘突下，旁开 3 寸处。
主治：腹痛、痞块、便秘、妇人乳疾。

志室

定位：在腰部，第二腰椎棘突下，旁开 3 寸处。
主治：遗精、阳痿、小便不利、水肿、月经不调、腰脊强痛。

胞肓

定位：在臀部，平第二骶部后孔，骶正中内嵴旁开 3 寸处。
主治：肠鸣、腹胀、便秘、小便不利、腰脊痛。

秩边

定位：在臀部，平第四骶部后孔，骶正中嵴旁开 3 寸处。
主治：痔疮、便秘、小便不利、阴痛、下肢痿痹。

承扶

定位：在大腿后面，臀横纹的中点处，臀大肌的下缘。
主治：腰腿疼痛、痔疮、便秘。

殷门

定位：在大腿后面，承扶穴与委中穴的连线上，承扶穴下 6 寸处。
主治：腰腿痛、下肢痿痹。

浮郄

定位：在腘横纹外侧端，委阳穴上 1 寸，股二头肌腱内侧。

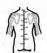

主治：腘筋挛急、臀股麻木、下肢痿痹、便秘。

委阳

定位：在腘横纹外侧端，股二头肌腱内侧。

主治：腹满、小便不利、水肿、腰脊强痛、下肢挛痛。

委中

定位：在腘横纹中点，股二头肌腱与半腱肌腱的中间。

主治：腹痛、吐泻、小便不利、遗尿、腰痛、下肢痿痹、丹毒、瘾疹、皮肤瘙痒、疔疮。

合阳

定位：在小腿后面，位于委中穴与承山穴的连线上，委中穴下2寸处。

主治：疝气、崩漏、腰脊强痛、下肢痿痹。

承筋

定位：在小腿后面，委中穴与承山穴的连线上，腓肠肌肌腹中央，委中穴下5寸处。

主治：痔疮、便秘、腰腿拘急疼痛、下肢挛痛。

承山

定位：在小腿后面正中，委中穴与昆仑穴之间，当伸直小腿或足跟上提时，腓肠肌肌腹下出现尖角凹陷处。

主治：转筋、腰腿拘急疼痛、脚气、痔疮、便秘。

飞扬

定位：在小腿后面，外踝后，昆仑穴直上7寸，承山穴外下方1寸处。

主治：头痛、目眩、鼻塞、鼻衄、腰背痛、腿软无力、痔疮。

跗阳

定位：在小腿后面，外踝后，昆仑穴直上3寸处。

主治：头痛、头重、腰腿痛、下肢痿痹、踝部肿痛、急性腰扭伤。

昆仑

定位：在足部外踝后方，外踝尖与跟腱之间的凹陷处。

主治：脚踝疼痛、头痛、腰背痛、坐骨神经痛。孕妇禁用，经期慎用。

仆参

定位：在足外侧部，外踝后下方，昆仑穴直下，跟骨外侧，赤白肉际处。
主治：足跟痛、下肢痿痹、癫痫。

申脉

定位：在足外侧部，外踝直下方凹陷中。
主治：头痛、眩晕、失眠、癫痫、目赤痛、眼睑下垂、腰腿痛、项强、足外翻。

金门

定位：在足外侧，外踝前缘直下，骰骨下缘处。
主治：头痛、癫痫、小儿惊风、腰痛、下肢痹痛、外踝肿痛。

京骨

定位：在足外侧，第五跖骨粗隆下方，赤白肉际处。
主治：头痛、项强、癫痫、腰腿痛。

束骨

定位：在足外侧，足小趾本节（第五跖趾关节）的后方，赤白肉际处。
主治：头痛、项强、目眩、鼻衄、癫狂、腰背痛、下肢后侧痛。

足通谷

定位：在足外侧，足小趾本节（第五跖趾关节）的前方，赤白肉际处。
主治：头痛、项强、癫狂、目眩、鼻衄。

至阴

定位：在足小趾末节外侧，距趾甲角0.1寸处。
主治：头痛、目痛、足关节炎、鼻塞、胎位不正。

足少阴肾经

足少阴肾经外行线分布于人体第五趾、足底、下肢内侧后缘及胸腹部，体表循行27个穴位，首穴为涌泉，末穴为俞府。其中有10个穴位在下肢内侧后缘，其余17个穴位则分布在胸腹部前正中线的两侧（图10）。

　　穴位数量：27个。

　　归属脏腑：肾。

　　主治病症：男科疾病，妇科病，咽喉、肺、肾及经脉循行部位的病症。

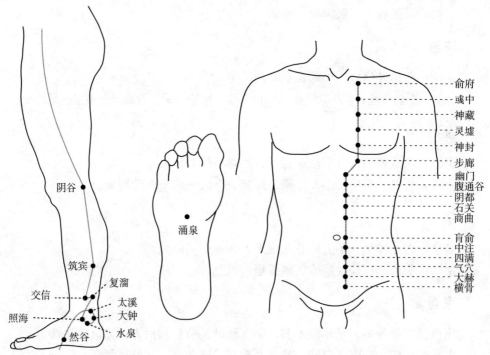

图 10　足少阴肾经腧穴总图

涌泉

　　定位：卷足时，在足底前部凹陷处，约在足底第二趾、第三趾趾缝纹头端与足跟连线的前 1/3 与后 2/3 交点处。

　　主治：头痛、目眩、咽喉肿痛、失眠、中暑、高血压。

然谷

　　定位：在足内侧缘，足舟骨粗隆下方凹陷中的赤白肉际处。

　　主治：月经不调、阴挺、阴痒、遗精、带下。

太溪

　　定位：在足内侧，内踝后方，在内踝尖与跟腱之间的凹陷处。

主治：头痛、耳鸣、失眠、月经不调、遗精、神经衰弱、阳痿、消渴。

大钟

定位：在足内侧，内踝后下方，跟腱附着部的内侧前方凹陷处。

主治：癃闭、遗尿、便秘、咯血、气喘、痴呆、嗜卧、足跟痛、腰痛。

水泉

定位：在足内侧，内踝后下方，太溪穴直下 1 寸，跟骨结节的内侧凹陷处。

主治：月经不调、痛经、阴挺、小便不利、腹痛。

照海

定位：在足内侧，内踝尖下方凹陷处。

主治：月经不调、痛经、带下、小便频数、失眠。

复溜

定位：在小腿内侧，太溪穴直上 2 寸，跟腱的前方。

主治：腹胀、肠鸣、腰脊强痛、神经衰弱。

交信

定位：在小腿内侧，太溪穴直上 2 寸，复溜穴前 0.5 寸，胫骨内侧缘的后方。

主治：月经不调、崩漏、阴挺、泄泻、疝气。

筑宾

定位：在小腿内侧，在太溪穴与阴谷穴的连线上，太溪穴上 5 寸，腓肠肌肌腹的内下方处。

主治：癫痫、精神分裂症、呕吐、小腿疼痛。

阴谷

定位：在腘窝内侧，屈膝时，半腱肌腱与半膜肌腱之间。

主治：阳痿、疝气、崩漏、月经不调、小便难。

横骨

定位：在下腹部，脐中下 5 寸，前正中线旁开 0.5 寸处。

主治：小腹疼痛、遗精、阳痿、小便不利。

大赫

定位：在下腹部，脐下 4 寸，前正中线旁开 0.5 寸处。
主治：遗精、阳痿、阴挺、带下、月经不调。

气穴

定位：在下腹部，脐中下 3 寸，前正中线旁开 0.5 寸处。
主治：月经不调、阳痿、腰脊疼痛、痢疾。

四满

定位：在下腹部，脐下 2 寸，前正中线旁开 0.5 寸处。
主治：月经不调、带下、遗精、遗尿、便秘。

中注

定位：在下腹部，脐中下 1 寸，前正中线旁开 0.5 寸处。
主治：腰腹痛、便秘、泄泻、痢疾、痛经。

肓俞

定位：在中腹部，脐中旁开 0.5 寸处。
主治：胃部痉挛、肠炎、腹胀、泄泻、便秘。

商曲

定位：在上腹部，脐上 2 寸，前正中线旁开 0.5 寸处。
主治：腹胀、腹痛、胃痛、泄泻、便秘。

石关

定位：在上腹部，脐上 3 寸，前正中线旁开 0.5 寸处。
主治：呕吐、胃痛、腹痛、便秘、产后腹痛。

阴都

定位：在上腹部，脐上 4 寸，前正中线旁开 0.5 寸处。
主治：腹痛、腹胀、胃痛、便秘、不孕。

腹通谷

定位：在上腹部，脐上 5 寸，前正中线旁开 0.5 寸处。

主治：腹痛、腹胀、呕吐、心悸、心痛。

幽门

定位：在上腹部，脐上6寸，前正中线旁开0.5寸处。

主治：胃痛、腹痛、腹胀、呕吐、泄泻。

步廊

定位：在胸部，第五肋间隙，前正中线旁开2寸处。

主治：咳嗽气喘、胸胁胀满、胸痹、呕吐。

神封

定位：在胸部，第四肋间隙，前正中线旁开2寸处。

主治：咳嗽、气喘、胸胁胀满、呕吐、乳痈。

灵墟

定位：在胸部，第三肋间隙，前正中线旁开2寸处。

主治：咳嗽、气喘、痰多、呕吐、胸胁胀满。

神藏

定位：在胸部，第二肋间隙，前正中线旁开2寸处。

主治：胸痛烦满、咳嗽、气喘、呕吐、不嗜食。

彧中

定位：在胸部，第一肋间隙，前正中线旁开2寸处。

主治：胸胁胀满、咽喉肿痛、咳嗽、气喘、痰壅。

俞府

定位：在胸部，锁骨下缘，前正中线旁开2寸处。

主治：胸痛、咳嗽、气喘。

手厥阴心包经

手厥阴心包经外行线分布于人体胸胁、上肢内侧中部、手掌及中指，体表循行9个穴位，首穴为天池，末穴为中冲。其中有1个穴位在胸前，其余8个穴位则分布在上肢内侧中部及手部（图11）。

穴位数量：9个。

归属脏腑：心包。

主治病症：心血管系统疾病，胸疾病，胃疾病，神志病及经脉循行部位的其他病症。

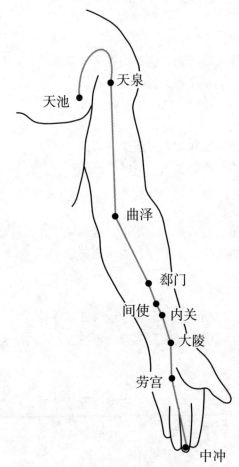

图11　手厥阴心包经腧穴总图

天池

定位：在胸部，第四肋间隙，乳头外1寸，前正中线旁开5寸处。

主治：胸闷、胁肋胀痛、腋下肿痛、瘰疬、乳痈、乳汁少、咳嗽、气喘。

天泉

定位：在臂内侧，腋前纹头下 2 寸，肱二头肌的长头与短头之间。

主治：胸背及上臂内侧痛、心痛、心悸、咳嗽、胸胁胀痛。

曲泽

定位：在肘横纹中部，肱二头肌肌腱的尺侧缘。

主治：心痛、心悸、中暑、胃痛、肘臂疼痛、呕吐、腹泻。

郄门

定位：在前臂掌侧，曲泽穴与大陵穴的连线上，腕横纹上 5 寸，或内关上 3 寸处。

主治：心痛、心悸、痫证、痔疮、呕血、咯血、鼻出血。

间使

定位：在前臂掌侧，曲泽穴与大陵穴的连线上，腕横纹上 3 寸处。

主治：肘臂痛、心痛、心悸、热病、疟疾、癫狂痫、癔症、胃痛、呕吐。

内关

定位：在前臂掌侧，曲泽穴与大陵穴的连线上，腕横纹上 2 寸，掌长肌腱与桡侧腕屈肌腱之间。

主治：头痛、肘臂疼痛、胸胁疼痛、腹泻、晕车、失眠、心痛、心悸。

大陵

定位：在腕掌横纹的中点处，掌长肌腱与桡侧腕屈肌腱之间。

主治：头痛、胃痛、心悸、失眠、手腕麻痛。

劳宫

定位：在手掌心，第二、第三掌骨之间偏于第三掌骨，握拳屈指时中指尖处。

主治：中风昏迷、中暑、心痛、手指麻木。

中冲

定位：在手中指末节尖端中央。

主治：中风昏迷、小儿惊风、中暑、热病、心烦、心痛、舌强不语、舌下肿痛。

手少阳三焦经

手少阳三焦经外行线分布于人体无名指、上肢外侧中部、肩颈及头面部，体表循行 23 个穴位，首穴为关冲，末穴为丝竹空。其中有 13 个穴位在上肢的外侧，其余 10 个穴位则分布在侧头、颈和肩部（图 12）。

穴位数量：23 个。

归属脏腑：三焦。

主治病症：头面、眼、耳、咽喉、胸、肩臂等部位疾病，热病及经脉循行部位的其他病症。

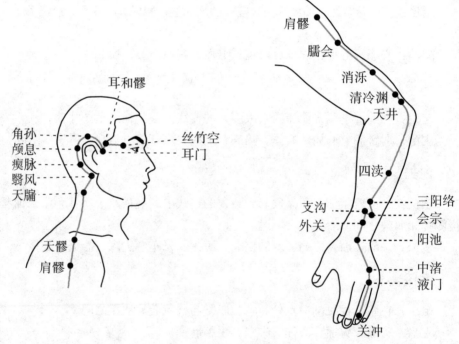

图 12　手少阳三焦经腧穴总图

关冲

定位：在手无名指末节尺侧，距指甲角 0.1 寸处。

主治：头痛、咽喉肿痛、肘臂疼痛、热病、中暑。

液门

定位：在手背部第四与第五指间，指蹼缘后方赤白肉际处。

主治：头痛、目眩、咽喉肿痛、手指肿痛。

中渚

定位：在手背部，无名指本节的后方，第四与第五掌骨间的凹陷处。
主治：头痛、肘臂肩背疼痛、落枕、失眠。

阳池

定位：在腕背横纹中，指伸肌腱的尺侧缘凹陷处。
主治：耳鸣、眼睛红肿、肩臂疼痛。

外关

定位：在前臂背侧，阳池穴与肘尖的连线上，腕背横纹上 2 寸，尺骨与桡骨之间。
主治：上肢痿痹、肩背痛、手指疼痛、热病、头痛、耳鸣、耳聋、颈项强痛。

支沟

定位：在前臂背侧，阳池穴和肘尖的连线上，腕背横纹上 3 寸，尺骨与桡骨之间。
主治：耳鸣、肩臂疼痛、肋间神经痛、便秘、落枕。

会宗

定位：在前臂背侧，腕背横纹 3 寸，支沟尺侧，尺骨的桡侧缘。
主治：耳鸣、耳聋、上肢痹痛、癫痫。

三阳络

定位：在前臂背侧，腕背横纹上 4 寸，尺骨与桡骨之间。
主治：上肢痹痛、耳聋、暴喑、牙痛。

四渎

定位：在前臂背侧，阳池穴与肘尖的连线上，肘尖下 5 寸，尺骨与桡骨之间。
主治：偏头痛、耳聋、暴喑、呼吸气短、牙痛、咽喉肿痛、上肢不遂、手指伸屈不利。

天井

定位：在臂外侧，屈肘时，肘尖直上 1 寸凹陷处，肱骨鹰嘴窝部。

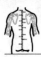

主治：偏头痛、颈痛、肩背疼痛、扁桃体炎。

清冷渊

定位：在臂外侧，屈肘时，肘尖直上 2 寸处。
主治：肩臂痛、上肢痿痹、头痛、目痛、胁痛。

消泺

定位：在臂外侧，清冷渊穴与臑会穴连线的中点处。
主治：项强、肩臂痛、头痛、牙痛、癫疾。

臑会

定位：在臂外侧，肘尖与肩髎穴的连线上，肩髎穴下 3 寸，三角肌的后下缘。
主治：上肢痿痹、肘臂挛痛、肩胛肿痛、肩周炎、瘿气、瘰疬。

肩髎

定位：在肩部，肩髃后方，当臂外展时，于肩峰后下方呈现凹陷处。
主治：肩周炎、肩臂疼痛不举、上肢痿痹。

天髎

定位：在肩胛部，肩井穴与曲垣穴的中间，肩胛骨上角处。
主治：肩臂疼痛、颈项强痛、胸中烦满。

天牖

定位：在颈侧部，乳突的后方直下，平下颌角，胸锁乳突肌的后缘。
主治：头痛、项强、目痛目昏、耳鸣、耳聋、面肿、瘰疬。

翳风

定位：在耳垂后方，乳突与下颌角之间凹陷处。
主治：耳鸣、牙痛颊肿、口㖞、瘰疬、呃逆。

瘈脉

定位：在头部，耳后乳突中央，角孙穴至翳风穴之间，沿耳轮连线的中下 1/3 的交点处。
主治：耳鸣、耳聋、头痛、小儿惊风、呕吐、泄泻。

颅息

定位：在头部，角孙穴至翳风穴之间，沿耳轮连线的上中 1/3 的交点处。
主治：头痛、耳鸣、中耳炎、小儿惊风。

角孙

定位：在头部，折耳郭向前，耳尖直上入发际处。
主治：牙龈肿痛、偏头痛、口腔炎、唇燥。

耳门

定位：在面部，耳屏上切迹的前方，下颌骨髁状突后缘，张口有凹陷处。
主治：牙痛、耳鸣、耳聋。

耳和髎

定位：在头侧部，鬓发后缘，平耳郭根之前方，颞浅动脉的后缘。
主治：耳鸣、耳聋、头重痛、牙关拘紧、口㖞、颌肿。

丝竹空

定位：在面部，眉梢凹陷处。
主治：头痛、头晕、目眩、视物不明、眼睑跳动。

足少阳胆经

足少阳胆经外行线分布于人体头侧面、胸腹侧面、下肢外侧中部及第四趾，体表循行 44 个穴位，首穴为瞳子髎，末穴为足窍阴。其中有 15 个穴位在外侧面，8 个穴位在髋部、胸腹侧部，其余 21 个穴位则分布在头面、项及肩部（图 13）。

穴位数量：44 个。
归属脏腑：胆。
主治病症：侧头部、眼、耳、咽喉、肝胆等部位的病症，神志病、热病及经脉循行部位的其他病症。

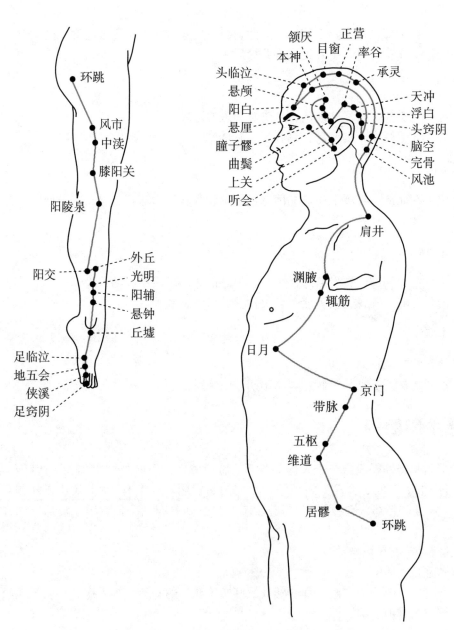

图 13　足少阳胆经腧穴总图

瞳子髎

定位：在面部，目外眦旁，眶外侧缘处。

主治：角膜炎、屈光不正、头痛、三叉神经痛。

听会

定位：在面部，耳屏间切迹的前方，下颌骨髁突的后缘，张口有凹陷处。

主治：耳鸣、耳聋、聤耳、牙痛、头痛、口眼歪斜、下颌脱臼。

上关

定位：在耳前，下关直上，颧弓的上缘凹陷处。

主治：耳鸣、耳聋、聤耳、偏头痛、口㖞、口噤、牙痛、癫狂痫。

颔厌

定位：在头部鬓发上，头维与曲鬓弧形连线上的1/4与下3/4交点处。

主治：偏头痛、目外眦痛、牙痛、耳鸣、口㖞、眩晕、癫痫。

悬颅

定位：在头部鬓发上，头维与曲鬓弧形连线的中点处。

主治：偏头痛、目赤肿痛、牙痛、面肿。

悬厘

定位：在头部鬓发上，头维与曲鬓弧形连线上的上3/4与下1/4交点处。

主治：偏头痛、目赤肿痛、牙痛、面痛、耳鸣。

曲鬓

定位：在头部，耳前鬓角发际后缘的垂线与耳尖水平线交点处。

主治：偏头痛、颔颊肿、目赤肿痛、牙关紧闭、呕吐、项强不得顾。

率谷

定位：在头部，耳尖直上入发际1.5寸，角孙穴直上方。

主治：偏正头痛、眩晕、呕吐、耳鸣、目痛、小儿惊风。

天冲

定位：在头部，耳根后缘直上入发际2寸，率谷穴后0.5寸处。

主治：头痛、耳鸣、耳聋、齿龈肿痛、惊恐、癫痫。

浮白

定位：在头部，耳后乳突的后上方，天冲穴与完骨穴的弧形连线的中 1/3 与上 1/3 交点处。

主治：头痛、耳鸣、耳聋、目痛、牙痛、瘿气、肩臂不举、颈项强痛、足痿不行。

头窍阴

定位：在头部，耳后乳突的后上方，天冲穴与完骨穴的中 1/3 与下 1/3 交点处。

主治：头颈痛、耳鸣、耳聋、耳痛、口苦、胸胁痛、颈项强痛、四肢转筋。

完骨

定位：在头部，耳后乳突的后下方凹陷处。

主治：头痛、颈项强痛、口喎、颊肿、牙痛、失眠、癫狂、疟疾。

本神

定位：在头部，前发际上 0.5 寸，神庭旁开 3 寸，神庭穴与头维连线的内 2/3 与外 1/3 交点处。

主治：头痛、目眩、胸胁痛、颈项强痛、癫痫、小儿惊风、中风昏迷。

阳白

定位：在前额部，双目直视，瞳孔直上，眉上 1 寸处。

主治：头痛、眩晕、视物模糊、目痛、眼睑下垂、面瘫。

头临泣

定位：在头部，瞳孔直上入前发际 0.5 寸，神庭穴与头维连线的中点处。

主治：头痛、目眩、耳聋、流泪、鼻塞、鼻渊、热病、小儿惊风、癫痫。

目窗

定位：在头部，前发际上 1.5 寸，头正中线旁开 2.25 寸处。

主治：头痛、眩晕、面肿、上齿龋肿、目赤肿痛、青盲、视物模糊、鼻塞、小儿惊痫。

正营

定位：在头部，前发际上 2.5 寸，头正中线旁开 2.25 寸处。

主治：头痛、眩晕、牙痛。

承灵

定位：在头部，前发际上 4 寸，头正中线旁开 2.25 寸处。

主治：头痛、眩晕、目痛、鼻塞、鼻衄。

脑空

定位：在头部，枕外隆凸的上缘外侧，头正中线旁开 2.25 寸，平脑户。

主治：头痛、目眩、耳鸣、耳聋、鼻痛、颈项强痛、癫痫、惊悸、热病。

风池

定位：在项部，枕骨之下，与风府相平，胸锁乳突肌与斜方肌上端之间的凹陷处。

主治：头痛、感冒、咽喉肿痛、颈项强痛、鼻炎。

肩井

定位：在肩部最高处，前直乳中，大椎穴与肩峰端连线的中点上。

主治：肩背痹痛、颈项强痛、乳腺炎、神经衰弱。

渊腋

定位：在侧胸部，举臂，腋中线上，腋下 3 寸，第四肋间隙中。

主治：胸满、胁痛、腋下肿、上肢痹痛、臂痛不举。

辄筋

定位：在侧胸部，渊腋穴前 1 寸，平乳头，第四肋间隙中。

主治：腋肿、胸满、胁痛、肩臂痛、气喘、呕吐、吞酸。

日月

定位：在上腹部，乳头直下，第七肋间隙，前正中线旁开 4 寸处。

主治：胃脘痛、胁肋胀痛、黄疸、呕吐、吞酸、呃逆。

京门

定位：在侧腰部，第十二肋骨游离端的下方。

主治：胁痛、腰痛、脊强脊痛、腹胀、呕吐、肠鸣、泄泻、水肿、小便不利。

带脉

定位：在侧腰部，第十一肋骨游离端的下方垂线与脐水平线的交点上。

主治：胁痛、腹痛、腰痛、小腹痛、赤白带下、月经不调、经闭、阴挺、疝气。

五枢

定位：在侧腹部，髂前上棘的前方，横平脐下 3 寸处。

主治：腹痛、便秘、带下、月经不调、阴挺、疝气。

维道

定位：在侧腹部，髂前上棘的前下方，五枢前下 0.5 寸处。

主治：小腹痛、水肿、月经不调、阴挺、疝气。

居髎

定位：在髋部，髂前上棘与股骨大转子最凸点连线的中点处。

主治：腰痛、下肢痿痹、足痿、疝气。

环跳

定位：在股外侧部，侧卧屈股，股骨大转子最凸点与骶管裂孔连线的外 1/3 与中 1/3 交点处。

主治：腰背疼痛、腿痛、坐骨神经痛。

风市

定位：在大腿外侧的中线上，腘横纹上 7 寸处。

主治：脚痛、腿膝酸痛、脚气、身痒。

中渎

定位：在大腿外侧，风市穴下 2 寸，或腘横纹上 5 寸，股外侧肌与肱二头肌之间。

主治：下肢痿痹、半身不遂、脚气。

膝阳关

定位：在膝外侧，阳陵泉穴上3寸，股骨外上髁上方的凹陷处。

主治：小腿麻木、膝关节肿痛挛急、半身不遂、脚气。

阳陵泉

定位：在小腿外侧，腓骨头前下方的凹陷处。

主治：呕吐、抽筋、下肢痿痹、膝关节痛、脚气。

阳交

定位：在小腿外侧，外踝尖上7寸，腓骨后缘。

主治：面肿、胸胁胀满疼痛、下肢痿痹、膝股痛、惊狂、癫疾。

外丘

定位：在小腿外侧，外踝尖上7寸，腓骨前缘，平阳交穴处。

主治：胸胁痛、颈项强痛、下肢痿痹、癫狂。

光明

定位：在小腿外侧，外踝尖上5寸，腓骨前缘。

主治：目视不明、目痛、夜盲、下肢痿痹、膝痛、乳房胀痛、乳汁少。

阳辅

定位：在小腿外侧，外踝尖上4寸，腓骨前缘稍前方，趾长伸肌与腓骨短肌之间。

主治：偏头痛、下肢痿痹、高血压。

悬钟

定位：在小腿外侧，外踝尖上3寸，腓骨前缘。

主治：下肢痿痹、脚气、瘾疹、胸胁胀痛、腋下肿痛、颈项强痛、偏头痛。

丘墟

定位：在足外踝的前下方，趾长伸肌腱的外侧凹陷处。

主治：胸胁胀痛、颈项痛、下肢痿痹、外踝肿痛、脚气、疟疾。

足临泣

定位：在足背外侧，足第四趾本节的后方，小趾伸肌腱的外侧凹陷处。

主治：头痛、目眩、胁肋疼痛、腰痛、乳腺增生。

地五会

定位：在足背外侧，足第四趾本节（第四跖趾关节）的后方，第四与第五跖骨之间，小趾伸肌腱内侧缘。

主治：足跗肿痛、胸肋痛、腰痛、乳房胀痛、乳痈、头痛、目赤痛、耳鸣。

侠溪

定位：在足背外侧，第四、第五趾之间，趾蹼缘后方赤白肉际处。

主治：胁肋痛、乳痈、头痛、目赤肿痛、耳鸣、耳聋、眩晕、热病。

足窍阴

定位：在足第四趾末节外侧，距趾甲角 0.1 寸处。

主治：胁肋痛、足跗肿痛、目赤肿痛、耳鸣、耳聋、咽喉肿痛、热病、头痛、失眠、多梦。

足厥阴肝经

足厥阴肝经外行线分布于人体足大踇趾、下肢内侧、胸腹部、颈部、头面及头顶，体表循行 14 个穴位，首穴为大敦，末穴为期门。其中有 12 个穴位在足部及下肢内侧，其余 2 个穴位则分布在腹部和胸部（图 14）。

穴位数量：14 个。

归属脏腑：肝。

主治病症：胸、肝胆等部位的病症，妇科病及经脉循行部位的其他病症。

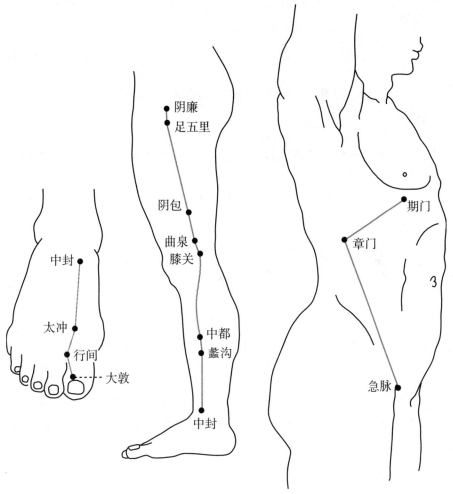

图 14　足厥阴肝经腧穴总图

大敦

定位：在足大趾末节的外侧，距趾甲角 0.1 寸处。

主治：疝气、月经不调、遗尿、癫狂、小腹疼痛。

行间

定位：在足背侧，第一与第二趾间，趾蹼缘的后方赤白肉际处。

主治：中风、癫痫、头痛、目眩、目赤肿痛、青盲、口㖞、胸胁满痛、黄疸、月经不调。

太冲

定位：在足背侧，第一跖骨间隙的后方凹陷处，第一与第二跖骨结合部之前凹陷处。

主治：头痛、眩晕、高血压、失眠、月经不调。

中封

定位：在足背侧，足内踝前，商丘穴与解溪穴连线之间，胫骨前肌腱的内侧凹陷处。

主治：下肢痿痹、足踝肿痛、腹痛、疝气、遗精、小便不利。

蠡沟

定位：在小腿内侧，足内踝尖上5寸，胫骨内侧面的中央。

主治：足胫疼痛、月经不调、赤白带下、阴挺、小便不利、疝气、睾丸肿痛。

中都

定位：在小腿内侧，足内踝尖上7寸，胫骨内侧面的中央。

主治：胁痛、下肢痿痹、疝气、痛经、崩漏、恶露不尽、腹痛、泄泻。

膝关

定位：在小腿内侧，胫骨内上髁的后下方，阴陵泉穴后1寸，腓肠肌内侧头的上部。

主治：膝髌疼痛、下肢痿痹。

曲泉

定位：在膝内侧，屈膝膝关节内侧面横纹内侧端，股骨内侧髁的后缘，半腱肌、半膜肌止端的前缘凹陷处。

主治：月经不调、痛经、带下、遗精、阳痿、膝股疼痛。

阴包

定位：在大腿内侧，股骨内上髁上4寸，股内肌与缝匠肌之间。

主治：腰骶痛并发小腹痛、月经不调、小便不利、遗尿。

足五里

定位：在大腿内侧，气冲直下3寸，大腿根部，耻骨结节的下方，长收肌的外缘。

主治：小腹胀痛、小便不通、带下、阴挺、睾丸肿痛、遗尿、嗜卧、四肢倦怠。

阴廉

定位：在大腿内侧，气冲直下 2 寸，大腿根部，耻骨结节的下方，长收肌的外缘。

主治：月经不调、小腹胀痛、腰腿疼痛、下肢痉挛。

急脉

定位：在耻骨结节的外侧，气冲外下方腹股沟股动脉搏动处，前正中线旁开 2.5 寸处。

主治：股内侧痛、小腹痛、疝气、阴挺、阴茎痛、阳痿。

章门

定位：在侧腹部，第十一肋游离端的下方。

主治：腹痛、腹胀、胸胁疼痛、泄泻、腰脊疼痛、黄疸。

期门

定位：在胸部，乳头直下，第六肋间隙，前正中线旁开 4 寸处。

主治：胸胁胀满、呕吐、乳痛、呃逆。

任　脉

任脉外行线分布于人体前正中线及颈部、口旁、面部，体表循行 24 个穴位，首穴为会阴，末穴为承浆。其中有 21 个穴位在腰部及胸腹部，其余 3 个穴位则分布在颈面部（图 15）。

穴位数量：24 个。

主治病症：头面部、颈部、胸腹部等部位的病症，神志病及相应的内脏病症。

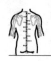

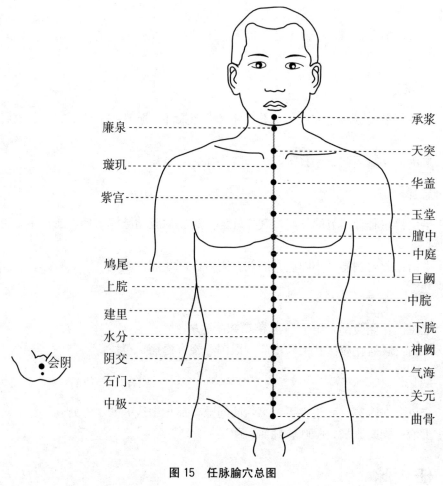

廉泉 —— 承浆
璇玑 —— 天突
紫宫 —— 华盖
—— 玉堂
—— 膻中
—— 中庭
鸠尾 —— 巨阙
上脘 —— 中脘
建里 —— 下脘
水分 —— 神阙
阴交 —— 气海
石门 —— 关元
中极 —— 曲骨

会阴

图 15 任脉腧穴总图

会阴

定位：在会阴部，男性位于阴囊根部与肛门连线的中点；女性位于大阴唇后联合与肛门连线的中点。

主治：遗尿、阳痿、遗精、月经不调、阴痛、阴挺、脱肛、痔疮、溺水窒息、癫狂痫。

曲骨

定位：在前正中线上，耻骨联合上缘的中点处。

主治：少腹胀满、疝气、小便不利、遗尿、阳痿、遗精、阴囊潮湿、月经不调、痛经、带下。

中极

定位：在下腹部，前正中线上，脐中下 4 寸处。

主治：遗精、阳痿、月经不调、痛经、疝气。

关元

定位：在下腹部，体前正中线上，脐中下 3 寸处。

主治：阳痿、早泄、月经不调、尿频、腹泻。

石门

定位：在下腹部，前正中线上，脐中下 2 寸处。

主治：腹痛、腹胀、泄泻、疝气、小便不利、水肿、遗精、阳痿、经闭、带下、崩漏。

气海

定位：在下腹部，前正中线上，脐中下 1.5 寸处。

主治：腹痛、泄泻、便秘、遗尿、遗精、月经不调、崩漏、带下、阴挺、虚劳羸瘦。

阴交

定位：在下腹部，前正中线上，脐中下 1 寸处。

主治：小便不利、水肿、月经不调、赤白带下。

神阙

定位：在腹中部，脐中央，与督脉上的命门穴平行对应。

主治：腹痛、肠鸣、痢疾、虚脱。

水分

定位：在上腹部，前正中线上，脐中上 1 寸处。

主治：腹痛、腹泻、反胃吐食、腹胀、小便不利、水肿、小儿陷囟、腰脊强急。

下脘

定位：在上腹部，前正中线上，脐中上 2 寸处。

主治：腹痛、腹胀、泄泻、呕吐、食谷不化、消瘦、虚肿。

建里

定位：在上腹部，前正中线上，脐中上 3 寸处。
主治：胃痛、呕吐、腹胀、食欲不振、胃脘疼痛、肠中切痛、水肿。

中脘

定位：在上腹部，前正中线上，脐中上 4 寸处。
主治：胃痛、呕吐、吞酸、呃逆、腹胀、纳呆、疳积、黄疸、咳喘痰多、失眠、癫狂痫。

上脘

定位：在上腹部，体前正中线上，脐中上 5 寸处。
主治：呕吐、胃痛、腹胀、腹痛、肠炎。

巨阙

定位：在上腹部，前正中线上，脐中上 6 寸处。
主治：胃痛、呕吐、吞酸、胸痛、心悸、癫狂痫。

鸠尾

定位：在上腹部，前正中线上，胸剑结合部下 1 寸处。
主治：胸闷、心悸、心痛、胃痛、腹胀、呕吐。

中庭

定位：在胸部，前正中线上，平第五肋间，即胸剑结合部。
主治：胸胁胀痛、心痛、呕吐、小儿吐乳。

膻中

定位：在胸部，正中线上，平第四肋间，两乳头连线中点处。
主治：咳嗽、心悸、心烦、胸闷、乳痈等胸乳病症。

玉堂

定位：在胸部，前正中线上，平第三肋间。
主治：咳嗽、气喘、胸痛、喉痹咽痛、呃逆、呕吐。

紫宫

定位：在胸部，前正中线上，平第二肋间。

主治：咳嗽、气喘、胸痛、胸闷、喉痹、呕吐。

华盖

定位：在胸部，前正中线上，平第一肋间。

主治：胸胁胀痛、咳嗽气喘、咽喉肿痛。

璇玑

定位：在胸部，前正中线上，胸骨上窝中央下 1 寸处。

主治：咳嗽气喘、胸痛、咽喉肿痛、胃中积滞。

天突

定位：仰靠坐位，在颈部，前正中线上，胸骨上窝中央处。

主治：胸痛、咳嗽、哮喘、咽喉肿痛、暴喑。

廉泉

定位：在颈部，前正中线上，喉结的上方，舌骨上缘的凹陷处。

主治：舌下肿痛、舌强、咳嗽、哮喘、消渴。

承浆

定位：仰靠坐位，在面部，颏唇沟的正中凹陷处。

主治：口眼歪斜、唇紧、齿龈肿痛、牙痛、流涎、暴喑、口舌生疮、消渴、癫狂。

督　脉

督脉外行线分布于人体后正中线及头面正中，体表循行 28 个穴位，首穴为长强，末穴为龈交。其中有 2 个穴位在臀部，12 个穴位在腰背部，其余 14 个穴位则分布在头部（图 16）。

穴位数量：28 个。

主治病症：头颈、背部、腰骶等部位的病症，神志病、热病及相应的内脏病症。

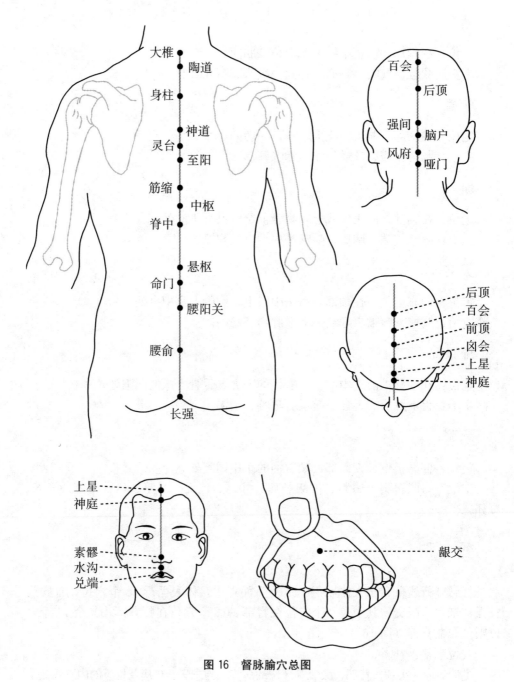

图 16　督脉腧穴总图

长强

定位：在尾骨端下，尾骨端与肛门连线的中点处。

主治：便秘、腹泻、痔疮、阳痿、腰神经痛。

腰俞

定位：在骶部，后正中线上，适对骶管裂孔处。

主治：便秘、痔疮、月经不调、腰脊强痛。

腰阳关

定位：在腰部，后正中线上，第四腰椎棘突下凹陷中。

主治：腰骶疼痛、下肢痿痹、月经不调、阳痿。

命门

定位：在腰部，后正中线上，第二腰椎棘突下凹陷中，第二腰椎与第三腰椎棘突之间。

主治：腰痛、腰扭伤、阳痿、遗精、月经不调、四肢厥冷。

悬枢

定位：在腰部，后正中线上，第一腰椎棘突下凹陷中。

主治：腰脊强痛、腹胀腹痛、泄泻、肠鸣。

脊中

定位：在背部，后正中线上，第十一胸椎棘突下凹陷处。

主治：腰脊强痛、泄泻、脱肛、痔疮、癫痫。

中枢

定位：在背部，后正中线上，第十胸椎棘突下凹陷中。

主治：腰背疼痛、黄疸、呕吐、腹满、胃痛。

筋缩

定位：在背部，后正中线上，第九胸椎棘突下凹陷处。

主治：脊强、背痛、四肢不收、筋挛拘急、胃痛。

至阳

定位：在背部，后正中线上，第七胸椎棘突下凹陷处。
主治：胃痛、腹痛、脊背强痛、咳嗽、气喘。

灵台

定位：在背部，后正中线上，第六胸椎棘突下凹陷处。
主治：脊痛项强、胸胁痛、咳嗽、气喘、胃痛。

神道

定位：在背部，后正中线上，第五胸椎棘突下凹陷处。
主治：咳嗽气喘、胸痹、肩背痛、心悸、癫痫。

身柱

定位：在背部，后正中线上，第三胸椎棘突下凹陷中。
主治：感冒、咳嗽、气喘、脊背强痛。

陶道

定位：在背部，后正中线上，第一胸椎棘突下凹陷处。
主治：头痛、脊痛项强、胸背痛、热病。

大椎

定位：在后颈部，后正中线上，第七颈椎棘突下凹陷中。
主治：感冒、肩背痛、头痛、咳嗽、热病。

哑门

定位：在项部，后发际正中直上 0.5 寸，第一颈椎下。
主治：头痛、项强、中风、暴喑、癫狂痫。

风府

定位：在项部，后发际正中直上 1 寸，枕外隆凸直下，两侧斜方肌之间的凹陷中。
主治：头痛、眩晕、咽喉肿痛、感冒、发热、颈项强痛。

脑户

定位：在头部，后发际正中直上 2.5 寸，风府穴上 1.5 寸，枕外隆凸的上缘凹陷处。

主治：头痛、眩晕、项强、癫痫。

强间

定位：在头部，后发际正中直上 4 寸处。

主治：头痛、目眩、颈项强痛、烦心、失眠。

后顶

定位：在头部，后发际正中直上 5.5 寸（脑户穴上 3 寸）处。

主治：头痛、眩晕、项强、失眠、癫狂痫。

百会

定位：在头部，前发际正中直上 5 寸处。

主治：头痛、眩晕、休克、高血压、鼻塞。

前顶

定位：在头部，前发际正中直上 3.5 寸处。

主治：头晕、头痛、高血压、鼻炎、目赤肿痛。

囟会

定位：在头部，前发际正中直上 2 寸（百会穴前 3 寸）处。

主治：头痛、眩晕、鼻渊、鼻衄、癫痫。

上星

定位：在头部，前发际正中直上 1 寸处。

主治：头痛、眩晕、目痛、鼻渊、鼻衄、热病。

神庭

定位：在头部，前发际正中直上 0.5 寸处。

主治：头晕、呕吐、眼昏花、失眠。

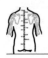

素髎

定位：在面部，鼻尖的正中央处。

主治：鼻渊、鼻衄、酒糟鼻、昏迷、惊厥。

水沟

定位：在面部，人中沟的上 1/3 与中 1/3 交点处。

主治：休克、昏迷、中暑、晕车、牙痛、鼻塞。

兑端

定位：在面部，上唇的尖端，人中沟下端的皮肤与唇的移行部。

主治：口㖞、齿龈肿痛、鼻塞、鼻衄、消渴、昏迷、晕厥、癫狂。

龈交

定位：在上唇内，唇系带与上齿龈的连接处。

主治：鼻渊、齿龈肿痛、面赤颊肿、口臭、齿衄。

常用经外奇穴

头颈部穴

四神聪

定位：正坐位或仰卧位。在头顶部，百会穴前、后、左、右各 1 寸，共 4 个穴位。

主治：头痛、眩晕、失眠、健忘、偏瘫、癫狂、痫证。

当阳

定位：正坐位或仰卧位。在头前部，当瞳孔直上，前发际上 1 寸处。

主治：偏头痛、正头痛、头昏目眩、目赤肿痛、鼻塞。

印堂

定位：正坐仰靠位或仰卧位。在额部，两眉头的中间。

主治：头痛、头晕、鼻渊、鼻衄、小儿惊风、失眠。

鱼腰

定位：正坐或仰卧位。在额部，瞳孔直上，眉毛正中。

主治：眉棱骨痛、目赤肿痛、目翳、眼睑瞤动、眼睑下垂、口眼歪斜。

太阳

定位：正坐或侧伏坐位、侧卧位。在颞部，眉梢与目外眦之间，向后约 1 横指的凹陷处。

主治：头痛、目赤肿痛、目眩、目涩、口眼歪斜、牙痛。

耳尖

定位：正坐或侧伏坐位。在耳郭的上方，折耳向前，耳郭上方的尖端处。

主治：目赤肿痛、目翳、睑腺炎、喉痹、沙眼。

球后

定位：仰卧或仰靠坐位。眶下缘外 1/4 与内 3/4 交界处。

主治：目疾。

上迎香

定位：仰卧位或仰靠坐位。在面部，鼻翼软骨与鼻甲的交界处，近鼻唇沟上端处。

主治：头痛、鼻塞、鼻中息肉、暴发火眼、迎风流泪。

内迎香

定位：仰靠坐位。在鼻孔内，鼻翼软骨与鼻甲交界的黏膜处。

主治：目赤肿痛、鼻疾、喉痹、中暑、眩晕。

聚泉

定位：正坐位，张口伸舌。在口腔内，舌背正中缝的中点处。

主治：舌强、舌缓、消渴、哮喘、咳嗽、味觉减退。

海泉

定位：正坐张口，舌转卷向后方。在口腔内，舌下系带中点处。

主治：重舌肿胀、舌缓不收、呕吐、腹泻、消渴。

金津、玉液

定位：正坐张口，舌转卷向后方，于舌面下，舌系带两旁之静脉上取穴。左称金津，右称玉液。

主治：舌强、舌肿、口疮、消渴、呕吐、失语。

翳明

定位：正坐位或仰卧位、侧卧位。在项部，翳风后1寸处。

主治：目疾、头痛、眩晕、耳鸣、失眠。

颈百劳

定位：俯伏坐位或俯卧位。在颈部，大椎直上2寸，后正中线旁开1寸处。

主治：颈项强痛、咳嗽、气喘、落枕。

胸腹部穴

子宫

定位：仰卧位。在下腹部，脐中下4寸，中极旁开3寸处。

主治：子宫脱垂、痛经、月经不调、不孕、疝气。

背部穴

定喘

定位：俯伏或伏卧位。在背部，第七颈椎棘突下，旁开0.5寸处。

主治：落枕、肩背痛、上肢疼痛不举、哮喘、咳嗽、荨麻疹。

夹脊

定位：俯卧位。在背腰部，第一胸椎至第五腰椎棘突下两侧，后正中线旁开0.5寸，每侧17个穴位。

主治：主治范围较广，其中上胸部穴位治疗心肺、上肢等部位的疾病，下胸部的穴位治疗胃肠疾病，腰部的穴位治疗腰、腹及下肢疾病。

胃脘下俞

定位：俯卧位。在背部，第八胸椎棘突下，旁开1.5寸处。

主治：胃痛、腹痛、胸胁痛、消渴、咽干。

痞根

定位：伏卧位。在腰部，第一腰椎棘突下，旁开 3.5 寸处。
主治：腰痛、腹中痞块、疝痛、反胃。

下极俞

定位：俯卧位。在腰部，当后正中线上，第三腰椎棘突下处。
主治：腰痛、腹痛、腹泻、小便不利、遗尿、下肢酸痛。

腰眼

定位：俯卧位。在腰部，第四腰椎棘突下，旁开约 3.5 寸凹陷中。
主治：腰痛、月经不调、带下、虚劳羸瘦。

十七椎

定位：俯卧位。在腰部，后正中线上，第五腰椎棘突下处。
主治：腰骶痛、痛经、崩漏、下肢痿痹。

腰奇

定位：俯卧位。在骶部，尾骨端直上 2 寸，骶角之间凹陷中。
主治：癫痫、便秘、痔疮、头痛、失眠。

上肢部穴

肘尖

定位：正坐屈肘。在肘后部，屈肘，尺骨鹰嘴的尖端处。
主治：痈疽疔疮、瘰疬。

二白

定位：伸腕仰掌。在前臂掌侧，腕横纹上 4 寸，桡侧腕屈肌腱的两侧，一侧 2 个穴位。
主治：前臂痛、胸胁痛、痔疮、脱肛。

中泉

定位：俯掌。在腕背侧横纹中，指总伸肌腱桡侧的凹陷处。

主治：腕关节疼痛、掌中热、脘腹胀痛、胸胁胀满、咳嗽、气喘、心痛、目翳。

中魁

定位：握拳，掌心向胸。在中指背侧近侧指间关节的中点处。

主治：呕吐、呃逆、指关节痛。

大骨空

定位：握拳，掌心向胸。在拇指背侧指间关节的中点处。

主治：目痛、目翳、内障、指关节痛。

小骨空

定位：握拳，掌心向胸。在小指背侧指间关节中点处。

主治：指关节痛、目赤肿痛、目翳。

腰痛点

定位：在手背侧，第二与第三掌骨及第四与第五掌骨之间，当腕横纹与掌指关节中点处，每侧2个穴位，左右两侧共4个穴位。

主治：手背红肿疼痛、头痛、急性腰扭伤。

外劳宫

定位：在手背侧，第二与第三掌骨之间，掌指关节后0.5寸。

主治：手背红肿、手指麻木、落枕、胃痛。

八邪

定位：在手背侧，微握拳，第一至第五指间，指蹼缘后方赤白肉际处，左右共8个穴位。

主治：手背肿痛、手指麻木、目痛、烦热、毒蛇咬伤。

四缝

定位：仰掌伸指。在第二至第五指掌侧，近端指关节的中央，每侧4个穴位。

主治：疳积、消化不良、小儿腹泻、咳嗽气喘、百日咳。

十宣

定位：在手十指尖端，距指甲游离缘0.1寸，左右共10个穴位。

主治：高热、昏迷、小儿惊厥、咽喉肿痛、指端麻木。

下肢部穴

髋骨

定位：仰卧。在大腿前面下部，梁丘两旁各 1.5 寸，每侧 2 个穴位，左右共 4 个穴位。

主治：下肢疾患，如腿痛、下肢瘫痪、鹤膝风。

鹤顶

定位：屈膝。在膝上部，髌底的中点上方凹陷处。

主治：膝痛、腿足无力、鹤膝风、下肢瘫痪、脚气。

百虫窝

定位：正坐屈膝或仰卧位。在大腿内侧，髌底内侧上 3 寸，即血海穴上 1 寸处。

主治：皮肤瘙痒、风疹块、下部生疮。

内膝眼

定位：正坐或仰卧，屈膝。在髌韧带内侧凹陷处。

主治：膝关节酸痛、鹤膝风、下肢痿痹、虫积。

膝眼

定位：正坐或仰卧，屈膝。在髌韧带两侧凹陷处，在内侧的称内膝眼，在外侧的称外膝眼。

主治：膝关节酸痛、鹤膝风、下肢痿痹。

胆囊

定位：仰卧或侧卧位。在小腿外侧上部，当腓骨小头前下方凹陷处（阳陵泉穴）直下 2 寸处。

主治：下肢痿痹、胁痛、胆囊炎、胆石症、胆道蛔虫症。

阑尾

定位：正坐或仰卧，屈膝。在小腿前侧上部，犊鼻穴下 5 寸，胫骨前缘旁开 1 横指处。

主治：下肢痿痹、胃脘疼痛、纳呆、阑尾炎。

内踝尖

定位：正坐位或仰卧位。在足内侧面，内踝的凸起处。

主治：乳蛾、牙痛、小儿不语、霍乱转筋。

外踝尖

定位：正坐位或仰卧位。在足外侧面，外踝的凸起处。

主治：十趾拘急、脚外廉转筋、脚气。

八风

定位：正坐位或仰卧位。在足背侧，第一至第五趾间，趾蹼缘后方赤白肉际处，每侧 4 个穴位，左右共 8 个穴位。

主治：脚气、趾痛、足跗肿痛、头痛、牙痛、疟疾、毒蛇咬伤。

独阴

定位：仰卧位。在足第二趾的跖侧远侧趾间关节的中点处。

主治：胞衣不下、月经不调、疝气。

气端

定位：正坐或仰卧位。在足十趾尖端，距趾甲游离缘 0.1 寸，左右共 10 个穴位。

主治：足趾麻木、脚背红肿疼痛、中风急救。

第三章 经络常用诊疗方法讲解

刮痧疗法

概述

刮痧是用刮痧板或钱币、匙勺、纽扣等钝缘面物体蘸油、酒或某些外用药物，反复刮动、摩擦人体一定部位或某个患处，通过使局部皮肤发红、充血而通经活络，加速局部血液循环并且消除组织炎症反应，达到治疗疾病的一种简、便、验、廉的方法。

刮痧的功效

刮痧疗法适用于内科、外科、妇科、儿科等的疾病，应用范围比较广泛。治疗的主要病症有感冒、咳嗽、体虚易感、自汗盗汗、发热、中暑、头晕头痛、纳差不寐、牙痛口疮、遗精阳痿、月经不调、子宫脱垂、关节肿痛、跌打损伤、小儿厌食、遗尿流涎等。尤其是对于一些常见病有其独特的治疗作用。总体来说，刮痧具有以下功效：

（1）活血祛瘀。刮痧可调节肌肉的收缩和舒张，使组织间压力得到调节，以促进刮拭组织周围的血液循环，增加组织血流量，从而起到活血化瘀、祛瘀生新的作用。

（2）调整脏腑。刮痧通过对皮肤和穴位的刺激，从而起到对内脏功能调节作用，使其阴阳达到动态平衡。如肠蠕动亢进者，在腹部和背部等处使用刮痧手法可使亢进者受到抑制而恢复正常；反之，肠蠕动功能减退者，则可促进其蠕动恢复正常。

（3）舒筋通络。刮痧可调节肌肉的收缩和舒张，增加局部组织的痛域，使紧张或痉挛的肌肉得以舒展，消除疼痛，达到通则不痛的目的。

（4）排除毒素。刮痧过程可使局部组织形成高度充血，血管神经受到刺激使血管扩张，血流及淋巴液增快，吞噬作用及搬运力量增强，使体内废物、毒素可从皮肤排出体外，可以减轻病势，促进康复。

（5）信息调整。人体的各个脏器都有其特定的生物信息（各脏器的固有频率

73

及生物电等），当脏器发生病变时有关的生物信息就会发生变化，而脏器生物信息的改变可影响整个系统乃至全身的机能平衡。

刮痧疗法的常用工具

临床上主要采用牛角制成的刮痧板，形状多为长方形，边缘有圆形突起，边圆润光滑。牛角本身就具有一定的清热解毒等药用功效。用牛角刮痧板操作可加强疗效。在生活中，刮痧疗法可使用的工具很多，如黄牛角刮痧板、苎麻、麻线、棉纱线团、铜钱、银圆、瓷碗、瓷调羹、木梳背、小蚌壳、檀香木、沉木香刮板、小水牛角板等。

刮痧疗法常用的辅助材料

刮痧疗法常用的辅助材料主要有水、油、润肤剂等，分为以下两种：

（1）刮痧活血剂，又叫活血润滑剂，多由血竭、白芷、红花、麝香等提炼浓缩而成，有扩张毛细血管、促进血液循环的作用。

（2）刮痧油，是专门配制的用于刮痧的油剂，一般由芳香药物的挥发油和植物油提炼浓缩而成，有祛风除湿、清热解毒、活血化瘀、消炎镇痛等作用。刮痧时在施术部位涂以刮痧油，不但可以减轻疼痛，而且还可以润滑、保护皮肤，预防感染，使刮痧安全有效，也可以使效果更显著。

刮痧的手法

刮痧板应与人体皮肤呈 60°或 90°角，在刮拭时先涂抹介质，再以施术部位为中心，并尽量向外周扩大范围。一般有以下几种刮痧手法：

（1）面刮法。手持刮痧板，用刮痧板的 1/2 边缘接触皮肤，以 45°倾斜，自上而下或从内到外均匀地向同一方向直线刮拭。此法应用最为广泛，适合于较平坦部位的经络和穴位。

（2）角刮法。用刮痧板的棱角倾斜 45°，在穴位上进行自上而下的刮拭。这种刮法多用于肩部的肩贞以及胸部的中府、云门等穴位。

（3）厉刮法。刮痧板的棱角与穴位呈 90°，并且始终不离开皮肤，施以一定的压力于穴位上，做短距离（长约 3 厘米）的前后或者左右摩擦。

（4）点按法。用刮痧板棱角于穴位上以 90°垂直向下按压，力度由轻到重，逐渐增加，片刻后猛然抬起，使肌肉复原。这种手法可以重复做几次，适用于无骨骼的软组织和骨骼凹陷部位，如水沟、膝眼等。另外，在使用其他刮法前也可使用点按法，等到皮肤有热感后再继续其他操作即可。

（5）摩擦法。将刮痧板的边、角或面与皮肤直接紧贴或隔衣、隔布进行有规律的旋转移动或直线往返移动，至皮肤产生热感，并向深部渗透。其左右移动的力量大于垂直向下压按的力量。操作时，动作轻柔，移动均匀，可快可慢，一个部位操作完成后再进行下一个部位。多用于麻木、发凉或隐痛部位，或肩胛内侧、腰部、背部和腹部。

（6）直线刮法。操作者一般用右手拿刮痧板，拇指放在刮痧板的一侧，其余四指放在另一侧，与体表成 45°，让刮痧板薄的一面的 1/3（或 1/2）与皮肤接触，利用腕力下压并向同一方向直线刮拭，要有一定的长度。这种手法适用于身体较平坦的部位。

刮痧的注意事项

饭后 1 小时才可刮痧，肚子太饱或太饿、过度疲劳患者忌刮痧。皮肤病患者不适合刮痧疗法；有水肿、糖尿病及心脏病患者忌刮痧。血友病、出血性紫癜和其他出血疾患者不能进行刮痧治疗。低血压、低血糖、过度虚弱和神经紧张，特别怕痛的患者需要轻刮痧。孕妇、婴孩或幼童在医师的指导下接受刮痧。同时，由于刮痧对皮肤有一定的损伤，因此刮完后 2～3 天内患处会出现疼痛感，属于正常反应。还应该注意以下一些事项：

（1）刮痧治疗时应避风和注意保暖。室温较低时应尽量减少暴露部位，夏季高温时不可在电扇处或有对流风处刮痧。因刮痧时皮肤汗孔开泄，如遇风寒之邪，邪气可通过开泄的毛孔直接入里，不但影响刮痧的疗效，而且还会因感受风寒引发新的疾病。

（2）治疗刮痧后饮热水 1 杯。刮痧治疗使汗孔汗泄，邪气外排，要消耗部分体内的津液，刮痧后饮热水 1 杯，不但可以补充消耗部分，而且还能促进新陈代谢，加速代谢产物的排出。

（3）刮痧后洗浴的时间。治疗刮痧后，为避免风寒之邪侵袭，须待皮肤毛孔闭合恢复原状后，方可洗浴，一般约 3 小时后。在洗浴过程中，水渍未干时，可以刮痧。因洗浴时毛孔微微开泄，此时刮痧用时少，效果显著，但应注意保暖。

人体各部位刮痧顺序及方法

头部经穴。头部有头发覆盖，不需要涂刮痧油，一般使用面刮法进行刮拭。

头部两侧。从头部两侧太阳开始，沿耳后发际处刮至风池。

头顶部。以百会穴开始向前刮至前头发际处。

后头部。以百会穴为起点向后刮至后发际处。

全头部。以百会穴为中心，向四周呈放射状地进行刮拭。

面部经穴。面部经穴宜采用面刮法，沿着肌肉的走向由内向外进行刮拭。面部刮痧以疏通经络气血为目的，不必出痧，因此手法要轻柔，切忌用重力大面积刮拭。面部刮痧不需要涂抹刮痧油。

颈部经穴。按照从颈部正中线到颈部两侧、肩上的方向进行刮拭。刮拭两侧到肩上时，一般应尽量延长刮拭的过程，中途不要停顿。颈部到肩上的肌肉较丰富，用力可以稍重。

背部经穴。背部经穴用面刮法由上向下刮拭，一般是先刮后背正中线的督脉，再刮拭足太阳膀胱经在背部的循行路线，即脊椎旁开 1.5 寸和 3 寸的位置。脊柱两侧的夹脊可用刮痧板两角部同时向下刮拭。

胸部经穴。胸部正中线是任脉的所在位置，从上到下刮拭天突、膻中到鸠尾。刮拭胸部两侧以身体前正中线为界，由内向外沿着肋骨走向刮拭，注意避开乳头部位。

四肢经穴。用面刮法由近端向远端刮拭，如有下肢静脉曲张或者水肿者，应从肢体远端向近端刮拭。四肢刮拭应尽量长，对于关节、骨骼等突起部位应顺势减轻力度。如果有四肢多见的急性外伤，则不宜刮痧。

腹部经穴。用刮痧板的边缘按照由上到下、自左向右的顺序依次刮拭。如有内脏下垂者，应由下向上刮拭。脐中即神阙禁止涂油和刮痧。

拔罐疗法

概述

拔罐法古称角法，又称吸筒法，是以罐为工具，利用燃烧的热力或抽气枪排除罐内空气，造成负压，使之吸附于腧穴或特定的体表部位，使被拔部位的皮肤充血，以达到防治疾病目的的方法。拔罐是现在最流行的中医养生方法中的一种，不仅可以起到养生保健的作用，而且还能预防以及治疗各种病症。

拔罐的功效

（1）调节阴阳。阴阳是中医理论的基本核心。人体在正常的情况下，保持着阴阳相对平衡的状态。拔罐法具有调和阴阳的作用，基本上是通过腧穴配伍和拔罐手法来实现的。例如，病在经络、皮肉者属表，宜轻拔；在筋骨者属里，宜重拔。拔罐对阴阳平衡的调节是呈双向性的，如血压不稳定者，经拔罐后，偏低的血压可升高，偏高的血压亦可降低。

（2）活血化瘀。人体肌肉、韧带、骨骼一旦损伤，即局部产生瘀血，使经络气血流通不畅，若瘀血不消，则疼痛不止。这时在局部或相应腧穴拔罐，可使瘀血消除，新血得生，经络畅通，气血运行，达到通则不痛的目的。这说明拔罐法具有活血化瘀的作用。

（3）清热消肿。根据中医治法中"热则疾之"的原理，通过火罐手法的刺激，使热邪疾出，以达清热的目的，使内部阳热之邪透达体表，最终排出体外，以清除体内的瘀热、肿毒。

（4）祛痰解痉，软坚散结。由痰湿所致的体表包块及风证，通过拔罐、火罐治疗，使腠理宣畅，痰热脓毒外泄，有明显的止痉散结的效果。

（5）调和脏腑。拔罐疗法通过结经络、穴位局部产生负压吸引作用使体表穴位产生充血、瘀血等变化，穴位通过经络确 与内在的脏腑相连，达到治疗各种脏腑疾病的目的。

拔罐前的准备

仔细检查，以确定是否适应，有无禁忌。根据病情，确定处方。检查应用的药品、器材是否齐全，然后一一擦干净，按次序排置好。

体位：体位正确与否，关系着拔罐的效果。正确的体位应使人感到舒适，肌肉能够放松，施术部位可以充分暴露。一般采用的体位有以下几种：

（1）仰卧位：适于前额、胸部、腹部及上、下肢前面。

（2）俯卧位：适于腰部、背部、臀部及上、下肢后面。

（3）侧卧位：适于侧头、面部、侧胸、髋部及膝部。

（4）俯伏坐位及坐位：适于项部、背部、上肢及膝部。

选罐：根据部位面积的大小、患者体质的强弱，以及病情而选用大小适宜的火罐、竹罐及其他罐具等。

擦洗消毒：在选好的治疗部位上，先用毛巾浸开水洗净患部，再以干纱布擦干，防止发生烫伤，一般不用酒精或碘酒消毒。

如何给罐具排气

火罐排气方法的选择，应根据施术部位和体位灵活运用。火罐排气法一般采用闪火法、投火法和贴棉法3种，其中闪火法适用于各种体位，投火法和贴棉法适用于侧位和横拔位。

贴棉法：用1块1厘米见方的棉花，略浸酒精，贴在火罐内壁上中段或底部，点燃后罩于选定的部位上，即可吸住。此方法也多用于侧向横拔，同样不可蘸过多的酒精，以免灼伤皮肤。

闪火法：用镊子夹酒精球点燃后，伸入罐内旋转一圈立即退出，再迅速将罐具扣在需拔的穴位上。操作时要注意蘸适量的酒精，避免火焰随酒精流溢烫伤皮

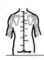

肤；火焰也不宜在罐内停留时间太长，以免罐具过热而烫伤皮肤。

投火法：指将点燃的小纸条或酒精棉球投入罐内，在纸条烧完前，迅速将罐罩在应拔的部位上，纸条未燃的一段向下，可减少烫伤皮肤。此方法适用于侧向横拔，不可移位，否则会因燃烧物下落而灼伤皮肤。

如何选择合适的拔罐形式

单罐：用于病变范围较小或明显压痛点。可按病变或压痛范围大小，选取适当口径的火罐。如胃病在中脘处拔罐，肱二头肌长头肌腱炎在肩内陵处拔罐，冈上肌腱炎在肩髃处拔罐，等等。

多罐：用于病变范围较广泛的疾病。可在病变部位吸拔数个乃至排列吸拔十多个罐，称为"排罐法"。如某一肌束劳损时可按肌束位置成行排列拔罐。治疗某些内脏器官瘀血时，可按脏器解剖部位在相应体表纵、横排列拔罐。

闪罐：吸拔后即起去，反复多次。即将罐拔上后立即起下，再拔上，再起下，如此反复吸拔多次，至皮肤潮红为止。多用于局部皮肤麻木或机能减退的虚证。此法适用于治疗局部皮肤麻木、疼痛等病症。

留罐：吸拔后留置一定时间。即拔罐后，留置5～15分钟。罐大吸拔力强的应适当减少留罐时间，夏季及肌肤瘠薄处，留罐时间不宜过长，以免损伤皮肤。此方法适用于治疗风湿痹症、感冒咳嗽、胃痛、呕吐、腹痛、泄泻等病症。

推罐：又称走罐，吸拔后在皮肤表面来回推拉。一般用于面积较大，肌肉丰厚处，如腰背、臀髋、腿股等部位酸痛、麻木、风湿痹痛等病症。必须选用口径较大的罐，罐口要平滑，玻璃罐最好，先在罐口处涂一些滑润油脂，将罐吸上后，用手握住罐底，稍倾斜，即后半边着力向前按，前半边不用力略向上提，慢慢向前推动，如此上、下、左、右来回推拉移动数十次，至皮肤潮红或瘀血为止。

刺络拔罐：即将皮肤消毒后，用三棱针点刺出血或用皮肤针叩打后，再行拔罐，以起到加强刺血治疗的作用。此方法多用于治疗丹毒、扭伤、乳痈等病症。

拔罐的注意事项

（1）科学把控。有些人认为拔罐能够让身体更健康，所以总是一有时间就拔罐，这种是不正确的行为。这样会导致皮肤质量变糟糕，而且更加容易受到外界的感染，严重者还会出现皮肤重度瘀青。

（2）因人而异。如果患者具有心脏病、严重贫血、白血病和其他疾病，或者皮肤容易过敏者，甚至一些孕妇，都是不可以进行拔罐的。一般情况下，拔罐的持续时间应该在10～15分钟。

（3）部位选择。像心脏附近、肚脐部分、皮肤比较细嫩的部位、乳头等最好不要进行拔罐，如果一定要进行，那么最好在瘀青消失之后再进行。

（4）预防发炎。拔罐后立即洗澡，其坏处就立刻凸显出来了。其实，拔罐会使皮肤受到伤害，使皮肤变得更加敏感和脆弱，对外界的抵抗力下降。如果这个时候洗澡，很容易造成皮肤损伤，甚至发炎。如果想要洗澡，最好等到拔罐之后两三个小时再进行。

（5）拔罐时停留时间。一般情况下，拔罐的持续时间应该在 10～15 分钟。如果使用大罐，那么要适当地缩短时间，因为大罐的吸拔力比较强，如果在皮肤上停留时间过长，很容易起疱。

（6）拔罐后正确处理。如拔罐后不慎起疱，每个罐内多于 3 个疱，就应及时涂烫伤膏，或去医院处理。

艾灸疗法

概述

艾灸疗法，是以艾叶在腧穴或病变部位进行烧灼、熏烤，借助艾叶温热的刺激，直接或间接地施以适当温热刺激，通过经络的传导，起到温通气血、扶正祛邪的作用，从而达到防病、治病和养生目的的方法。

艾灸的功效

艾灸的功效主要表现为以下三个方面：

（1）调节阴阳。人体阴阳平衡，则身体健康，而人体阴阳失衡就会发生各种疾病。艾灸具有双向调节作用，既可以滋阴，又可以壮阳。

（2）调和气血。气是人的生命动力，血为人的基本营养物质，气血充足，运行通畅，人的生命活动才能正常。艾灸既可以补气养血，又可以疏理气机，使气血调和，以达到养生保健的目的。

（3）温通经络。经络是气血运行之通路，经络通畅，则气血正常运行，营养物质正常输送。寒湿等病邪闭阻经络，就会导致疾病发生。艾灸散寒除湿的功效非常显著。

艾灸还具有祛湿逐寒、消肿散结、回阳救逆、防病保健等功效，现在多用于养生保健，治疗常见病，对亚健康的恢复有很好的效果。

艾灸的器材

艾条（或艾绒）、艾灸盒、点火器等。

艾灸的方法

艾灸的操作方式很多，主要有艾炷灸、艾条灸、温针灸等。

艾炷灸是用艾绒做成圆锥形的艾炷，直接或间接地放在皮肤上，从上端点燃。如果直接放在皮肤上，艾炷燃尽后才换炷再灸，皮肤局部就会烫伤起疱，产生无菌性化脓，称为化脓灸，又叫瘢痕灸。间接灸是在艾炷和穴位间衬隔某些药物，如生姜片、蒜片、附子饼、食盐等，不但能防止烫伤皮肤，而且还能发挥这些衬隔药物的作用，增强灸疗效果，如隔姜灸可治疗虚寒性腹痛、腹泻，隔蒜灸可用于治疗毒虫咬伤等。

艾条灸就是用将艾绒卷制而成的圆柱，直径为 1.5 厘米，长 20 厘米。有的也加一些药物，称为药艾条。灸治时将艾条一端点燃，对准穴位，并与穴位保持一定的距离，以使用者感觉温热为宜。

温针灸是在针刺得气后，留针在适当的深度，将一团艾绒缠绕于针柄或将一小截艾条套置在针柄上，然后点燃艾绒或艾条，直至燃尽，使热力通过针体传入体内，从而起到针和灸的作用。

艾灸的注意事项

温灸时，先灸左方，再灸右方。

灸器点上火后不可悬空过久，以免接触皮肤时温度过高，导致烫伤；如悬空太久，可先以手掌将灸器之温度搓低后再继续使用，每隔一段时间，应将灸器敲除灰。

每使用 2～3 条灸条后，在灸器控制口会产生温灸油垢，应以毛刷清洗，以保持灸条之通畅。

熄火时，只要将上端弹簧部分按下，同时倒置灸器使灸条滑入管内，停留10 秒即熄灭。

温灸半小时内不要用冷水洗手或洗澡。

温灸后要喝比平常还多的温开水（绝对不可喝冷水或冰水），有助于排泄器官排出体内毒素。

饭后 1 小时内不宜温灸。脉搏每分钟超过 90 次以上者禁灸、过饥、过饱、酒醉禁灸，孕妇禁用，身体发炎部位禁灸。

按摩疗法

概述

　　按摩是以中医的脏腑、经络学说为理论基础，并结合西医的解剖和病理诊断，而通过手法作用于人体体表的特定部位以调节机体生理、病理状况，达到理疗目的的方法，从性质上来说，它是一种物理的治疗方法。按摩属于中医外治法的范畴，是现代医学的一种无损伤疗法。它是运用各种不同的手法，给体表一定的良性物理刺激，直接作用于经络、穴位和肌肉上，使人体发生由表及里的各种变化，调节人体脏腑、气血阴阳功能，是防病治病的一种有效方法。

按摩的功效

　　（1）加强血液、淋巴循环。按摩作用于体表，可使局部皮肤潮红，皮肤温度增高，毛细血管扩张，血液、淋巴循环增加，具有调节血液和淋巴循环的作用。

　　（2）复位关节，理筋整复。运用按摩的捏、摇、扳、拨等手法，可以使关节脱位得以整复，骨缝错开得以合拢，软组织撕裂得以对位，肌腱滑脱得以理正，髓核脱出得以还纳，滑膜嵌顿得以退出，最终消除引起肌肉痉挛和局部疼痛的病理因素，有利于损伤组织的修复和功能重建。

　　（3）剥离粘连，疏通狭窄。肌肉、肌腱、腱鞘、韧带、关节囊等软组织的损伤，均可因局部出血、血肿机化而产生粘连，从而引起长期疼痛和关节活动受限。运用各种按摩手法整治，能起到松懈粘连、滑利关节的作用。

　　（4）调节神经系统和内脏器官的功能。按摩既可以使神经兴奋，又可以使神经受到抑制。在家庭中遇到的腰背痛、头痛、头昏、神经衰弱等病，及时给予揉、点、按、推、摩等手法，能使症状很快缓解。这就是按摩手法起到了调整神经系统的作用，使兴奋、抑制达到平衡。

　　（5）增强机体抗病能力。有资料表明，背部两侧按摩10分钟，可以使白细胞总数轻度升高，白细胞吞噬指数和血清抗体明显增高。这充分说明，按摩可提高机体的抗病能力。

　　（6）舒筋通络，解痉止痛。由于人体骨骼与软组织的退变，肌肉附着点和筋膜、韧带、关节囊等受损害的软组织所发出的疼痛信号，通过神经的反射作用，致使肌肉紧张、收缩甚至痉挛。这是人体的一种保护性反应，其目的在于减少肢体活动，避免对损伤部位的牵拉刺激，从而减轻疼痛。如不及时处理，或治疗不彻底，损伤组织可形成不同程度的粘连、纤维化或瘢痕化，以致不断地发生有害冲动而加重疼痛。不管是原发病灶，还是继发病灶，均可刺激和压迫神经末梢极小的营养血管，造成局部血液运输及新陈代谢障碍。按摩能松懈肌肉痉挛，加强局部血液循环，使局部组织温度升高，提高局部组织的痛感，同时还能将紧张或痉挛的肌肉充分拉长，从而缓解其紧张、痉挛，以消除疼痛。

按摩前须知

按摩应先轻后重，由浅入深，循序渐进，使体表有一个适应的过程，切勿用暴力，以免擦伤皮肤。其原理是机械能转化为热能，这样能使被按摩的部位毛细血管扩张，血流速度加快，从而改善局部的营养状况。

在按摩操作的过程中，应该做到全身肌肉放松，呼吸自然，宽衣松带，这样可使全身经脉疏通、气血流畅。在按摩四肢、躯干、胸腹部时，最好直接在皮肤上或隔着薄的衣服进行，以提高效果。

保健按摩最好在空气流通、温度适宜的室内进行。每天睡醒后或睡觉前，都是保健按摩的最佳时间。此外，还应注意以下几点：

（1）身心放松。按摩时除思想应集中外，尤其要心平气和，全身也不要紧张，要求做到身心都放松。

（2）取穴准确。掌握常用穴位的取穴方法和操作手法，以求取穴准确，手法正确。

（3）用力恰当。因为用力过小起不到应有的刺激作用，用力过大易产生疲劳，且易损伤皮肤。

（4）循序渐进。按摩手法的次数要由少到多，推拿力量由轻逐渐加重，推拿穴位可逐渐增加。

（5）持之以恒。无论是用按摩来保健还是治疗慢性病，都不是一两天就有效的，常需积以时日，才逐渐显出效果来，所以应有信心、耐心和恒心。

除上述注意事项外，还要掌握推拿保健的时间，每次以20分钟为宜。最好早、晚各一次，如在清晨起床前和临睡前。为了加强疗效，防止皮肤破损，在施行推拿术时可选用一定的药物做润滑剂，如滑石粉、香油、按摩乳等。若局部皮肤破损、溃疡、骨折、结核、肿瘤、出血等，禁止在此处做推拿保健。做自我推拿时，最好只穿背心短裤，操作时手法尽量直接接触皮肤。推拿后有出汗现象时，应注意避风，以免感冒。此外，在过饥、过饱、酗酒或过度疲劳时，也不要做保健推拿。

按摩常用的手法

（1）推法。用手指或指掌等部位着力于被按摩的部位上，进行单方向的直线推动，称为推法。

方法与步骤：用手指或手掌等部位着力于被按摩的部位上。根据推法用力的大小，可分为轻推法和重推法。选定力度后进行单方向的直线推动。一般推3～5次。

动作要领：轻推法用的压力较轻，重推法用的压力较重。做全掌重推法时，四指并拢，拇指分开，要求掌根着力，虎口稍抬起，必要时可用另一手掌重叠按压于手背上，双手同时向下加压，沿着淋巴流动的方向向前推动。手指、手掌等着力部分要紧贴皮肤，用力要稳，推进的速度要缓慢而均匀，但不要硬用压力，以免损伤皮肤。

（2）擦法。用手的不同部位着力，紧贴在皮肤上，做来回直线的摩动称为擦法。

方法与步骤：用手掌、大鱼际、小鱼际或掌根部位着力于皮肤上。根据力量大小选择轻、重手法做来回直线的摩动。

动作要领：①操作时腕关节要伸直，使前臂与手接近平行，以肩关节为支点，带动手掌做前后或左右直线往返擦动，不可歪斜。②按摩者手掌向下的压力要均匀适中，在擦动时以不使皮肤褶叠为宜。③擦法的速度一般较快，往返擦动的距离要长，动作要均匀而连贯，但不宜久擦，以局部皮肤充血、潮红为度，防止擦损皮肤。

（3）揉法。用手的不同部位着力于一定的部位上，做圆形或螺旋形的揉动，以带动该处的皮下组织随手指或掌的揉动而滑动的手法，称为揉法。全掌或掌根揉法，多用于腰背部和肌肉肥厚部位。拇指揉法多用于关节、肌腱部位。拇指、中指端揉法是穴位按摩常用的手法。

方法与步骤：用手掌、掌根、大鱼际、小鱼际、拇指或四指指腹部分着力于皮肤上。做圆形或螺旋形的揉动，以带动该处的皮下组织随手指或掌的揉动而滑动。

动作要领：揉动时手指或手掌要紧贴在皮肤上，不要在皮肤上摩动，手腕要放松，以腕关节连同前臂或整个手臂做小幅度的回旋活动，不要过分牵扯周围皮肤。

（4）揉捏法。拇指外展，其余四指并拢，手成钳形，将全掌及各指紧贴于皮肤上，做环形旋转的揉捏动作，边揉边捏边做螺旋形的向心方向推进的手法为揉捏法。

（5）搓法。用双手挟住被按摩的部位，相对用力，方向相反，做来回快速的搓动的手法，称为搓法。适用于腰背、胁肋及四肢部位，以上肢部位和肩、膝关节处最为常用，常在每次按摩的后阶段使用。

方法与步骤：双手呈抱物形着力于肢体部位，挟住被按摩的部位，相对用力，方向相反，做来回快速的搓动，同时做上下往返移动。

动作要领：操作时两手用力要对称，动作柔和而均匀，搓动要快，移动要慢。

（6）按法。用指、掌、肘或肢体的其他部分着力，由轻到重，逐渐用力按压在被按摩的部位或穴位上，停留一段时间（约30分钟），再由重到轻，缓缓放松的手法，称为按法。具有舒筋活络、放松肌肉、消除疲劳、活血止痛、整形复位等作用。拇指或食指、中指、环指面着力，按压体表某一部位或穴位，称为指按法。用单掌或双掌掌面或掌根或双掌重叠按压体表某一部位，称为掌按法。指按法适用于经络穴位，临床上常与拇指揉法相结合，组成"按揉"复合手法，以提高按摩效应及缓解用力按压后的不适感。掌按法多用于腰背部、肩部及四肢肌肉僵硬或发紧，也用于关节处，如腕关节、踝关节等。用指端、肘尖、足跟等点按穴位，是穴位按摩常用的手法。

方法与步骤：用手指、手掌、肘或肢体其他部分着力于皮肤上。由轻到重，逐渐用力按压在被按摩的部位或穴位上，停留一段时间，再由重到轻，缓缓放松。按法中以指按法和掌按法两种最为常用。

动作要领：按压着力部位要紧贴体表不可移动，操作时用力方向要与体表垂直，由轻逐重，稳而持续，使力达组织深部。拇指按穴位要准确，用力以病人有酸、胀、热、麻等感觉为度。

（7）摩法。用食指、中指、环指指面或手掌面着力，附着于被按摩的部位上。以腕部连同前臂，做缓和而有节奏的环形抚摩活动的手法，称为摩法。刺激轻柔、缓和、舒适，常用于按摩的开始，以减轻疼痛或不适；常配合揉法、推法、按法等手法，用于治疗脘腹胀痛、消化不良、痛经等病症。

方法与步骤：用食指、中指、环指指面或手掌面省力，附着于被按摩的部位。肘关节要微屈，腕关节要放松，指掌关节自然伸直，轻轻地放在体表上；腕部要连同前臂在皮肤上做缓和协调的环旋移动。

动作要领：可沿顺时针或逆时针方向进行均匀往返的连贯操作。每分钟频率约为120次。用力不可太重。

（8）拍击法。用手掌或手的尺侧面等拍击体表的手法，称为拍击法。常用的有拍打法、叩击法和切击法3种手法。多用于肩背、腰臀及四肢等肌肉肥厚处。缓缓地拍打和叩击，常用于运动后加速消除疲劳；用力较大，频率较快，持续时间短的切击，常用于运动前提高神经肌肉兴奋性。单指或多指的叩击是穴位按摩常用的手法。

方法与步骤：拍打时，两手半握拳或五指并拢，拇指伸直，其余四指的掌指关节屈曲成空心掌，掌心向下。叩击时，两手握空拳，尺侧面向下。也可用5个手指或3个手指或1个手指指端叩打在一定的部位上。切击时，两手的手指伸直，五指并拢，尺侧面向下。两手有节奏地进行上下交替拍打。

动作要领：拍打时，肩、肘、腕要放松，以手腕发力，着力轻巧而有弹性，动作要协调灵活，频率要均匀。叩击和切击时，以肘为支点进行发力。叩击时，肩、肘、腕要放松；切击时，肩、肘、腕较为紧张，力达组织深部。动作要协调、连续、灵活。

（9）抖法。分肢体抖动法和肌肉抖动法两种。用肢体抖动法时，双手或单手握住肢体远端，微用力做连续小幅度的上下快速抖动。用肌肉抖动法时，用手轻轻抓住肌肉，进行短时间的左右快速抖动。具有舒筋通络、放松肌肉、滑润关节的作用。多用于肌肉肥厚的部位和四肢关节，常用于消除运动后肌肉疲劳，是一种按摩结束阶段的手法。

方法与步骤：分肢体抖动法和肌肉抖动法两种。用肢体抖动法时，双手或单手握住肢体远端，微用力做连续小幅度的快速抖动（上肢可做上下左右的抖动，下肢一般可做上下抖动）。用肌肉抖动法时，用手轻轻抓住肌肉，进行短时间的左右快速抖动。

动作要领：动作要连续、均匀，频率由慢到快，再由快到慢；抖动的幅度要小，频率一般较快，用力不要过大。

（10）拿法。用单手或双手的拇指与食指、中指两指，或拇指与其他四指指面着力，相对用力，在一定的穴位或部位上进行有节律的提、拿、揉、捏，称为拿法。主要用于颈项、肩背及四肢部。临床上常拿风池等穴位及颈项两侧部位，治疗外感头痛；也用于运动过程中振奋精神，是穴位按摩的常用手法。

方法与步骤：用单手或双手的拇指与食指、中指，或拇指与其他四指指面着力。相对用力，在一定的穴位或部位上进行有节律的提拿。

动作要领：操作时肩臂要放松，腕要灵活，以腕关节和掌指关节活动为主，用指面相对用力提拿。用力要由轻到重，再由重到轻。拿法刺激强度较大，拿捏持续时间宜短，次数宜少，拿后应配合使用轻揉法，以缓解强刺激引起的不适。

（11）滚法。用手背近小指侧部分或小指、无名指、中指的掌指关节突起部位着力，附着于一定部位上，通过腕关节伸屈和前臂旋转的复合运动，持续不断地作用于被按摩的部位上，称为滚法。本法压力较大，接触面积较广，适用于肩背部、腰骶部及四肢部等肌肉较肥厚的部位，常用于治疗运动损伤及消除肌肉疲劳。

方法与步骤：用手指背侧小指、无名指、中指的掌指关节突起部分着力于皮肤上。通过腕关节伸屈和前臂旋转的复合运动，持续不断地作用于被按摩的部位上。

动作要领：肩臂和手腕要放松，肘关节微屈约120°，即腕关节屈曲、前臂旋转后向外滚动约80°，腕关节伸展、前臂旋转前向内滚动约40°。着力要均匀，动作要协调而有节律，一般滚动的频率约每分钟140次。

（12）掐法。用拇指指端或指甲缘着力，选取一定的部位或穴位，用持续或间断的力垂直向下按压的手法，称为掐法。常用于急救，是穴位按摩常用的手法。

方法与步骤：用拇指指端着力，选取一定的部位或穴位。用持续或间断的力垂直向下按压。

动作要领：用于局部消肿时，必须从肿胀部位的远心端开始，以轻巧而密集的手法向下切压皮肤，依次向近心端移动，移动的速度宜缓慢，用力不可过大。用于点掐穴位时，要手握空拳，拇指伸直，紧贴示指桡侧缘，用拇指指端或指甲（以指代针）着力于穴位上，用力逐渐加重，以引起"得气"为度，掐后轻揉局部以缓解不适感。用于急救时，手法宜重、快，但要防止指甲刺破皮肤。

（13）捏法。用拇指、食指两指或拇指、食指、中指三指提捏某一部位，称为捏法。用力较轻，适用于浅表的肌肤组织。捏法应用于脊部，称为"捏脊"。常用于幼儿，可治疗消化不良。

第四章 常见病穴位疗法全解

头痛

头痛是临床常见的症状，通常局限于头颅上半部，包括眉弓、耳轮上缘和枕外隆突连线以上部位的疼痛，统称头痛。头痛病因繁多，神经痛、颅内感染、颅内占位病变、脑血管疾病、颅外头面部疾病以及全身疾病（如急性感染、中毒等均可导致头痛）。发病年龄段常见于青年、中年和老年。

刮痧治疗

取穴：印堂、头维、风池、列缺。

方法：

（1）印堂、头维、风池等穴以按揉为主。

（2）刮痧板角部与刮痧部位成90°，刮痧板始终不离开皮肤，并施以一定的压力，在列缺穴上做短时间间隔的摩擦刮拭，直至出痧。

拔罐治疗

取穴：印堂、阳白、大椎、风池。

方法：患者端坐，将罐具吸拔于各穴位，留罐10分钟。隔日1次，8次为一个疗程。

艾灸治疗

取穴：阳白、头维、上星、风池。

方法：艾炷着肤灸。每穴每次灸3壮，艾炷如黄豆大，以局部皮肤红晕、有灼热感而不起疱为度。隔日施灸1次，3～5次为一个疗程。

按摩治疗

取穴：太阳、印堂、风池、百会。

方法：

（1）以拇指指腹按揉太阳穴15次，再沿头部两侧推抹至风池穴，重复操作

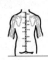

15 次。

（2）以拇指指腹点按印堂穴、百会穴 20 次，再分别以顺时针、逆时针方向轻揉 15 次。

（3）以拇指指腹按揉风池穴 20 次，然后从风池穴开始，向下沿颈后两大筋推抹至锁骨，重复操作 15 次。

眩晕

眩晕是因机体对空间定位障碍而产生的一种动性或位置性错觉，它涉及多个学科。绝大多数人一生中均经历此症。据统计，眩晕占内科门诊病人的 5%，占耳鼻咽喉科门诊病人的 15%。眩晕可分为真性眩晕和假性眩晕。真性眩晕是由眼、本体觉或前庭系统疾病引起的，有明显的外物或自身旋转感。假性眩晕多由全身系统性疾病引起，如心血管疾病、脑血管疾病、贫血、尿毒症、药物中毒、内分泌疾病及神经官能症等几乎都有轻重不等的头晕症状，患者感觉"飘飘荡荡"，没有明确的转动感。

刮痧治疗

取穴：主穴取百会、头维、正营、承灵、率谷、风池、风府，配穴取大椎、肩井、陶道、华佗夹脊、合谷、内关、足三里、气海、关元。

方法：

（1）手持刮痧板（与皮肤呈 45°斜角），从太阳穴起向后刮至后发际（风池穴），沿悬厘穴、率谷穴向后刮。

（2）头顶部（百会穴）向下刮至悬厘、率谷、大椎、肩井、陶道等穴，而后向外刮华佗夹脊、脾俞、肾俞、气海、关元，双侧合谷、内关、足三里等穴均沿经络走行方向由上往下刮。

（3）病情重、体质好的患者，刮痧宜用泻法或平补平泻法；病情轻、体弱年迈、精神紧张的患者宜用补法。皮肤上的痧退后再进行下一次刮痧，通常每次选择 3～5 个部位。用泻法或平补平泻法进行刮痧时，一般每个部位刮拭时间为 3～5 分钟；用补法刮痧时，每个部位刮拭时间为 5～10 分钟。一般 6 次为一个疗程。

拔罐治疗

根据发作时的特点及伴随症状的不同，一般分为痰浊中阻、气血亏虚两型。

1. 痰浊中阻

症见视物旋转，自觉头重，胸闷，时有恶心感，呕吐痰涎，胸腹部闷满不适，胃口差，精神疲倦。

取穴：头维、内关、阴陵泉、丰隆。

方法：刮痧拔罐法。头维穴局部涂抹万花油，用刮痧的方法，以局部皮肤潮红、无痧点为止，不拔罐。其余穴用单纯拔罐法，留罐 10 分钟，每日 1 次，10 次为一个疗程。

2. 气血亏虚

症见眩晕，动则加剧，遇劳累则发作，伴有神疲懒言，四肢乏力，自汗出，面无光泽，色较苍白，唇甲淡白，时有心跳加快，睡眠质量差。

取穴：百会、印堂、脾俞、足三里。

方法：刮痧拔罐法。百会、印堂两穴局部涂抹万花油，用刮痧的方法，以局部皮肤潮红、无痧点为止，不留罐。脾俞穴、足三里穴拔罐后留罐 10 分钟，每日 1 次，10 次为一个疗程。

艾灸治疗

取穴：百会。

方法：艾炷着肤灸。将艾灸盒固定在头部已选好的艾灸部位上。将艾条固定在艾灸盒上，点燃艾条的一端，对准百会穴进行熏烤，以患者皮肤有温热感而无灼痛为宜。每日 2 次，每次 15～20 分钟。

按摩治疗

取穴：内关、风池、翳风。

方法：

（1）取坐位，放松肌肉。以左拇指按摩右内关穴，按摩时先轻后重，有酸胀麻木感后，继续按摩 5 分钟，然后用右拇指按摩左内关穴，交替进行。按摩后，可使胸闷、恶心、呕吐等症解除。

（2）取坐位，以双侧拇指峰对准双风池穴，先按摩 2 分钟，然后点按 2 分钟。按摩后，可使头部轻松，头痛眩晕得到缓解。

（3）取坐位，以双侧拇指端扣位双侧翳风穴，由轻到重按摩 2 分钟，有抗眩作用。

神经衰弱

神经衰弱是一种以大脑功能性障碍为特征的疾病，属神经官能症的一种类型。本病多见于脑力劳动者，且多与个体素质有关。病人常常性格内向，脆弱多病，身体虚弱，对一些自身不适感觉过分关切。其发病因素有多种，如过度疲劳、中毒、精神创伤等，以上因素引起大脑功能失调，继而自主神经功能紊乱，从而导致一系列症状的产生。

百会穴是消除精神因素所引起的各种疾病的特效穴，按摩百会穴对精神衰弱有很好的疗效；按摩太阳穴对消除烦恼有奇效；按摩冲门穴、合谷穴对精神焦虑、不安有很好的疗效。另外，按摩涌泉穴对神经衰弱也很有效。以上穴位在配合其他穴位治疗时，可反复刺激。

刮痧治疗

取穴：百会、风府、心俞、三阴交。

方法：

（1）百会穴、风府穴以按揉为主。

（2）施术者手持刮痧板，向刮拭方向倾斜 45°角，自上而下或由内而外反复刮拭心俞穴、三阴交穴，直至出痧。

拔罐治疗

取穴：心俞、肾俞、脾俞、三阴交、足三里、内关。

方法：取上穴，采用刺络罐法，留罐 5 分钟，先用三棱针点刺各穴。用闪火法将罐吸拔在点刺的穴位上，留罐 5 分钟，先吸拔一侧穴，第二天再吸拔另一侧穴，两侧交替进行，每日 1 次，10 日为一个疗程。

按摩治疗

取穴：百会、天柱、膏肓、肝俞、肾俞、脾俞、印堂、太阳、膻中、期门、中脘、章门、神门、合谷、足三里、三阴交、太溪等。

方法：

（1）按压头部的百会穴，背部的膏肓穴、肝俞穴、肾俞穴、脾俞穴各 30～50 次，力度稍重。

（2）揉颈部的天柱穴，面部的印堂、太阳和腹部的膻中、期门、中脘、章门各穴 50 次，力度轻缓，不可用力过重。

（3）掐按手部的神门穴、合谷穴各 50 次，力度以酸痛为宜。

（4）按压足部的足三里穴、三阴交穴、太溪穴各 50 次，力度适中。

（5）揉搓涌泉穴 100 次，以有气感为佳。

高血压

高血压是指以体循环动脉血压（收缩压/舒张压）增高为主要特征（收缩压≥140 mmHg，舒张压≥90 mmHg），可伴有心、脑、肾等器官的功能或器质性损害的临床综合征。高血压是最常见的慢性病，也是心脑血管病最主要的危险因素。

刮痧治疗

取穴：百会、天柱、曲池、内关、风池、肩井、风市、人迎、足三里。

方法：根据上述经穴，依下列顺序进行刮拭治疗。①头部：由百会穴向颞部刮至太阳穴 2～3 圈，并在百会穴、风池穴位各重刮 3～5 下，不用抹油；②后颈部至肩井穴；③背部；④肘内侧；⑤肘外侧；⑥大腿外侧；⑦小腿前侧。一般采用平补平泻或泻法，对体质极弱者采取平补平泻或补法。曲池、足三里、风池、人迎等穴位，一般采用泻法。刮拭后让患者喝 1 杯热开水，避免受风着凉，待痧退后（一般 5～7 天）再刮 1 次，直至达到理想的效果。5～8 次为一个疗程，每次约 20 分钟。

拔罐治疗

取穴：大椎、肝俞。

方法：患者取卧位，先对大椎穴进行润滑及常规的消毒，然后用针在大椎穴上横刺长度约 2 毫米，以渗出少量血为宜，左、右手各拿火罐快速送往大椎穴处，留罐 10 分钟左右，每周 1 次。用气罐扣于肝俞穴，稍微用力往外拉罐顶部的气管，使罐内形成负压，留罐 15 分钟左右，每周 1 次。

艾灸治疗

取穴：涌泉。

方法：艾炷着肤灸。每晚睡前，患者洗脚后平卧，艾灸条每次 1 支，截成两段，由他人点燃对准穴位，左右两穴灸完为止。每日 1 次，勿烫伤。7 日为一个疗程，休息 2 天后，再进行第二个疗程，可连灸 3～5 个疗程。

按摩治疗

取穴：阴陵泉、曲池、三阴交、风池、百会、太冲、太溪。

方法：

（1）顺时针方向按揉阴陵泉穴约 2 分钟，然后逆时针方向按揉约 2 分钟，以局部感到酸胀为佳。

（2）用拇指顺时针方向按揉曲池穴 2 分钟，然后逆时针方向按揉 2 分钟，左、右手交替进行，以局部感到酸胀为佳。

（3）用拇指端着力，顺时针方向按揉三阴交穴约 2 分钟，然后逆时针方向按揉 2 分钟，以局部有酸胀感为佳。

（4）用拇指和食指分别置于被按摩者的风池穴处，揉捏半分钟左右，以局部有酸胀感为佳。

（5）用拇指按压百会穴半分钟，先顺时针方向按揉 1 分钟，然后逆时针方向按揉 1 分钟，以酸胀感向头部四周放散为佳。

（6）按摩者握住前足，用大拇指或食指点按太冲穴半分钟，顺时针方向按揉 1 分钟，再逆时针方向按揉 1 分钟。

（7）按摩者用手握住被按摩者踝部，用拇指点压太溪穴约 1 分钟，然后顺时针方向按揉 1 分钟，逆时针方向按揉 1 分钟，以局部有酸胀感为佳。

糖尿病

糖尿病是以高血糖为特征的代谢性疾病。高血糖则是由于胰岛素分泌缺陷或其生物作用受损，或两者兼有引起的。患糖尿病后，长期血糖偏高，导致各种组织，特别是眼、肾、心脏、血管、神经的慢性损害、功能障碍。

艾灸治疗

取穴：足三里、曲池、肺俞、膏肓、至阳、肝俞、脾俞、肾俞、京门、中脘、期门、梁门、关元、地机。

方法：采用半米粒大小的艾炷，前 10 天每穴各灸 3 壮，待患者耐受后逐渐增至 5 壮，坚持每日施灸。

注意事项：糖尿病患者的膝盖下部如果出现灸痕则不容易愈合，因此施灸时要谨慎，避免在膝盖下部做重灸（多壮灸）。

按摩治疗

取穴：中脘、中极、足三里。

方法：

（1）以手掌大鱼际按揉中脘穴、中极穴各 3 分钟。

（2）以拇指指端按揉足三里穴 2 分钟，以有酸胀感为度。

中风偏瘫

中风偏瘫是最常见的中风后遗症，是指一侧上下肢、面肌和舌肌下部的运动障碍。轻度偏瘫病人虽然尚能活动，但是走起路来，往往上肢屈曲，下肢伸直，瘫痪的下肢走一步划半个圈，这种特殊的走路姿势，叫作偏瘫步态。严重者则常卧床不起，丧失生活能力。

刮痧治疗

取穴：百会、大椎、至阳、命门。

方法：

（1）百会穴以点按为主。

（2）施术者手持刮痧板，与皮肤成 45°角，自上而下从大椎穴，经至阳穴，刮至命门穴，力度及速度适中。

拔罐治疗

取穴：大椎、肩髃、肾俞、环跳。

方法：患者俯卧，将罐具吸拔于穴位处，留罐时间 10～15 分钟，谨防起疱。每日治疗 1 次，10 次为一个疗程。

艾灸治疗

取穴：颊车、肩髃、肩井、手三里。

方法：艾炷隔胡椒饼灸。每穴每次灸 5～7 壮，以局部皮肤潮红、自觉温热为度。每日施灸 1 次或隔日施灸 1 次，5～7 次为一个疗程。

按摩治疗

取穴：风池、肩井、曲池、丰隆。

方法：

（1）施术者以拇指指腹按揉患者两侧风池穴 3～5 分钟。

（2）双手捏提两侧肩井穴 1 分钟。

（3）以拇指指腹按揉曲池穴、丰隆穴各 2 分钟。

（4）以手掌叩击脊柱两侧背、腰及骶部肌肉 5～10 次。

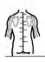

慢性支气管炎

慢性支气管炎是气管、支气管黏膜及周围组织的慢性非特异性炎症。临床以咳嗽、咳痰为主要症状，每年发病持续 3 个月，连续 2 年或 2 年以上。

刮痧治疗

取穴：天突、膻中、列缺、尺泽。

方法：刮痧板与皮肤成 45°，先刮拭颈椎，然后以脊柱为中心，宽 6～8 厘米，自上而下刮拭，最后从天突穴刮至膻中穴，从列缺穴刮至尺泽穴。

拔罐治疗

取穴：大椎、大杼、肺俞、至阳。

方法：患者俯卧，暴露背部，将背部涂适量凡士林，用闪火法将罐具吸拔于穴位处，来回走罐，至皮肤出现紫红色瘀血为止，每周 1 次。

艾灸治疗

取穴：气户、肺俞、膏肓、列缺。

方法：艾炷隔姜灸。每穴每次施灸 3～5 壮，灸至局部皮肤红润，中央略黄。每日施灸 1 次，7～10 次为一个疗程，每个疗程期间隔 3～5 日。

按摩治疗

取穴：天突、肺俞、膻中、丰隆。

方法：
(1) 施术者以拇指指腹按揉患者天突穴 3 分钟。
(2) 以掌根按揉肺俞穴、膻中穴、丰隆穴各 2 分钟。
(3) 过敏体质者，可用手掌大鱼际擦脚底 2 分钟。

消化性溃疡

消化性溃疡主要指发生于胃及十二指肠的慢性溃疡，是一种多发病、常见病。上腹部疼痛是溃疡病最常见的症状之一，常见有节律性、周期性和长期性的特点，疼痛的性质常为隐痛、灼痛、胀痛、饥饿痛或剧痛，以阵发性中等度钝痛为主，亦有持续性隐痛者，能为碱性药物和食物暂时缓解。

刮痧治疗

取穴：脾俞、胃俞、内关、足三里。

方法：施术者手握刮痧板，向刮拭的方向倾斜 45°，自上而下或由内而外反复刮拭穴位，力度以患者感觉舒适为宜，直至出痧。

拔罐治疗

取穴：天枢、中脘、肝俞、胃俞。

方法：按闪火拔罐法操作，先拔腹部穴位，各穴位分别留罐 5～10 分钟。拔罐强度可根据患者身体情况灵活掌握。每 2～3 日治疗 1 次，10 次为一个疗程。

艾灸治疗

取穴：期门、中脘、手三里、阴陵泉。

方法：每穴每次施灸 3～5 壮，艾炷如枣核或黄豆大，以有灼热感、不起疱为度。7～14 日施灸 1 次。

按摩治疗

取穴：上脘、中脘、胃俞、三焦俞。

方法：

（1）患者仰卧，施术者以一指禅推法从上脘推穴至脐中穴 5～10 次。

（2）患者俯卧，施术者以屈指点按法按摩胃俞穴、三焦俞穴各 1 分钟。

（3）以掌擦法按摩患者两肋 3～5 分钟。

胃下垂

胃下垂是由于膈肌悬力不足，支撑内脏器官韧带松弛，或腹内压降低，腹肌松弛，导致站立时胃大弯抵达盆腔，胃小弯弧线最低点降到髂嵴联线以下。常伴有十二指肠球部位置的改变。患者胃肠功能低下和分泌功能紊乱，常出现饱胀不适、厌食、嗳气、便秘、腹痛等，餐后站立过久和劳累后加重。

刮痧治疗

取穴：中脘、天枢、脾俞、胃俞。

方法：患者仰卧，施术者手持刮痧板向刮拭的方向倾斜 45°，自上而下反复刮拭腹部中脘穴、天枢穴。患者俯卧，施术者手持刮痧板向刮拭的方向倾斜 45°，自上而下反复刮拭背部脾俞穴、胃俞穴。力度轻柔，以出现浅红色痧疹为度。

拔罐治疗

取穴：胃俞、气海、中脘、足三里。

方法：患者取适当体位，各穴位分别留罐 15～20 分钟。每 2～3 日治疗 1 次，10 次为一个疗程。

艾灸治疗

取穴：中脘、关元、梁门、胃俞。

方法：艾炷瘢痕灸。每穴每次施灸 3～5 壮，艾炷如黄豆大或枣核大，以局部皮肤红晕、不起疱为度。每日或隔日施灸 1 次，7～10 次为一个疗程，疗程间隔 5 天。

按摩治疗

取穴：中脘、脾俞、胃俞、三焦俞。

方法：

（1）患者仰卧，施术者以一指禅推法并配合掌揉法在中脘穴处轻柔操作3～5分钟，然后循序往下至腹部及小腹部往返操作 5～10 次。

（2）患者俯卧，施术者以手掌大鱼际按揉脾俞穴、胃俞穴、三焦俞穴各1～3分钟。

呃逆

呃逆即打嗝，指气从胃中上逆，喉间频频作声，声音急而短促。这是一个生理上常见的现象，由横膈膜痉挛收缩引起的。健康人也可发生一过性呃逆，多与饮食有关，特别是饮食过快、过饱，摄入过热或过冷的饮料等，外界温度变化和过度吸烟亦可引起。呃逆频繁或持续 24 小时以上，称为难治性呃逆，多发生于某些疾病。

刮痧治疗

取穴：大椎、大杼、膏肓、膈俞。

方法：施术者手握刮痧板，向刮拭的方向倾斜 45°，自上而下刮拭大椎穴、大杼穴、膏肓穴、膈俞穴，直至出现青紫或紫色痧点。

拔罐治疗

取穴：膈俞、中脘、膻中、内关。

方法：

（1）患者仰卧，中脘穴、膻中穴、内关穴留罐 15 分钟。

（2）患者俯卧，用闪罐法将罐具吸拔于膈俞穴处，留罐 15～20 分钟。

（3）每日治疗 1 次，直至痊愈。

艾灸治疗

取穴：天溪、食窦、膻中、膈俞。

方法：艾炷着肤灸。每穴每次灸 7 壮，艾炷如麦粒大，在患者感到灼烧感时把艾炷迅速去掉，换另一壮艾炷继续施灸。灸至皮肤红润，中央略黄，灸后无痛感，皮肤不起疱、不化脓。每日施灸 1 次。

按摩治疗

取穴：缺盆、膻中、膈俞、胃俞。

方法：

（1）患者仰卧，施术者以拇指指腹按揉缺盆穴、膻中穴各 1 分钟，以有酸胀感为度。

（2）患者俯卧，施术者以一指禅推法自上而下在背部膀胱经治疗 3～4 次，再按揉膈俞穴、胃俞穴，以有酸胀感为度。

失眠

失眠是指无法入睡或无法保持睡眠状态，导致睡眠不足，又称入睡和维持睡眠障碍，由各种原因引起入睡困难、睡眠深度或频度过短、早醒及睡眠时间不足或睡眠质量差等，是一种常见病。

刮痧治疗

取穴：四神聪、心俞、神门、内关。

方法：

（1）四神聪穴以点按为主。

（2）施术者手握刮痧板，向刮拭的方向倾斜 45°，自上而下或由内而外反复刮拭心俞穴、神门穴、内关穴，直至出痧。

拔罐治疗

取穴：神门、内关、三阴交、足三里。

方法：患者侧卧，神门穴、三阴交穴、内关穴用单罐发拔罐，留罐 15～20 分钟。每日治疗 1 次，10 次为一个疗程。

艾灸治疗

取穴：印堂、百会、神门、三阴交。

方法：采用艾条温和灸。距离皮肤 2～3 厘米，每穴每次灸 5～15 分钟，以皮肤温热舒适为度。每日施灸 1 次，多于临睡前 1～2 小时施灸。5～7 次为一个疗程。如灸百会穴，可用手指轻轻分开头发，以暴露穴位，谨防烫伤。

按摩治疗

取穴：百会、印堂、神庭、风府。

方法：

（1）用拇指端点法按摩百会穴 15～20 次，然后以顺时针、逆时针方向各轻揉百会穴 30 次。

（2）闭目，以拇指指腹按揉印堂穴 30 次，再以一指禅推法从印堂向上沿前额，从神庭穴、百会穴推抹至风府穴，双手拇指交替操作，重复 15～20 次。

三叉神经痛

三叉神经痛是最常见的脑神经疾病，以一侧面部三叉神经分布区内反复发作的阵发性剧烈痛为主要表现，国内统计的发病率为 52.2/10 万，女性略多于男性，发病率可随年龄而增长。三叉神经痛多发生于中老年人，右侧多于左侧。该病的特点：在头面部三叉神经分布区域内，发病骤发、骤停，有闪电样、刀割样、烧灼样、顽固性、难以忍受的剧烈性疼痛；说话、洗脸、刷牙或微风拂面，甚至走路时都会导致阵发性的剧烈疼痛；疼痛历时数秒或数分钟，呈周期性发作，发作间歇期同正常人一样。

刮痧治疗

取穴：阳白、攒竹、颊车、列缺。

方法：

（1）阳白穴、攒竹穴、颊车穴以按揉为主。

（2）刮痧板角部与刮拭部位成 90°，刮痧板始终不离皮肤，并施以一定的压力，在列缺穴上做短间隔的摩擦刮拭，直至出痧。

按摩治疗

取穴：印堂、下关、承浆、水沟。

方法：

（1）以一拇指指端按压印堂穴、下关穴、承浆穴各 20 次，再以顺时针、逆时针方向各轻揉 20 次。

（2）食指、中指、无名指、小指并拢后附于印堂穴处，沿患侧眉毛向外推至太阳穴，重复操作 10～20 次。

（3）拇指或食指指端按于水沟穴，先掐后揉 20 次。

颈椎病

颈椎病又称颈椎综合征，是颈椎骨关节炎、增生性颈椎炎、颈神经根综合征、颈椎间盘脱出症的总称，是一种以退行性病理改变为基础的疾患。主要由于颈椎长期劳损、骨质增生，或椎间盘脱出、韧带增厚，致使颈椎脊髓、神经根或椎动脉受压，出现一系列功能障碍的临床综合征。表现为椎节失稳、松动，髓核突出或脱出，骨刺形成，韧带肥厚和继发的椎管狭窄等，刺激或压迫了邻近的神经根、脊髓、椎动脉及颈部交感神经等组织，引起一系列症状和体征。

刮痧治疗

取穴：风池、肩井、外关。

方法：

（1）风池穴、外关穴以点按为主。

（2）施术者手握刮痧板，向刮拭的方向倾斜 45°，自上而下刮拭颈肩至肩峰，重点刮拭肩井穴，直至出痧。

拔罐治疗

取穴：大椎、风门、天宗、颈部阿是。

方法：患者端坐，用闪罐法将罐具吸拔于穴位处，留罐 10～15 分钟，隔日治疗 1 次，10 次为一个疗程。

艾灸治疗

取穴：大椎、肩井、天柱、肩髃。

方法：艾炷着肤灸。每穴每次灸 3 壮，艾炷如枣核大小，灸至局部皮肤红润，中间略黄，灸后无任何痛苦，皮肤不起疱、不化脓。每次施灸 1 次，7 次为一个疗程。

按摩治疗

取穴：风池、肩井、大椎、陶道。

方法：

（1）以掌揉法，沿颈棘两侧由上至下反复按揉施术，以筋舒柔为度；反复以推法沿棘上、棘侧反复推擦，以透热为度。

（2）用拇指指腹按揉各穴位各 1 分钟。

（3）捏拿肩背肌 5～8 次，以轻度酸胀为度。

肩周炎

肩周炎又称肩关节周围炎，俗称凝肩、五十肩，以肩部逐渐产生疼痛，夜间为甚，逐渐加重，肩关节活动功能受限而且日益加重，达到某种程度后逐渐缓解，直至最后完全复原为主要表现的肩关节囊及其周围韧带、肌腱和滑囊的慢性特异性炎症。肩周炎是以肩关节疼痛和活动不便为主要症状的常见病症。本病的好发年龄在 50 岁左右，女性发病率略高于男性，多见于体力劳动者。如得不到有效的治疗，有可能严重影响肩关节的功能活动。肩关节可有广泛压痛，并向颈部及肘部放射，还可出现不同程度的三角肌的萎缩。

刮痧治疗

取穴：肩井、大椎、身柱、天宗。

方法：施术者手握刮痧板，向刮拭的方向倾斜 45°，自上而下刮拭颈肩部穴位，直至出痧，力度以患者感觉舒适为宜。

拔罐治疗

取穴：肩髃、肩髎、肩贞、肩部阿是。

方法：

（1）患者端坐，在患侧涂抹润肤油，用闪罐法将罐具吸拔于肩关节处，然后在疼痛区域来回走罐，至皮肤出现红色瘀血为止。

（2）用闪光法将罐具吸拔于穴位处，留罐 10 分钟。

（3）隔日治疗 1 次，10 次为一个疗程。

艾灸治疗

取穴：肩髎、肩贞、臂臑、肩髃。

方法：艾炷着肤灸。每穴每次灸 3 壮，艾炷如枣核大小，灸至局部皮肤红润，中间略黄，灸后无任何痛苦，皮肤不起疱、不化脓。每次施灸 1 次，10 次为一个疗程，每个疗程间隔 3 日。在灸治的同时要加强患肢的功能锻炼。

按摩治疗

取穴：缺盆、云门、肩井、天宗。

方法：

(1) 以拇指端点法按摩各穴 1～2 分钟。

(2) 捏拿肩背肌 5～10 分钟，以轻度酸胀为度。

(3) 两手握住患者手掌，使患肢外展，在牵引下轻轻抖动上肢 3～5 次。

腰椎间盘突出症

腰椎间盘突出症是较为常见的疾患之一，主要是由于腰椎间盘各部分（髓核、纤维环及软骨板），尤其是髓核，有不同程度的退行性改变后，在外力因素的作用下，椎间盘的纤维环破裂，髓核组织从破裂之处突出（或脱出）于后方或椎管内，导致相邻脊神经根遭受刺激或压迫，从而产生腰部疼痛，单侧下肢或双下肢麻木、疼痛等一系列临床症状。

刮痧治疗

取穴：肾俞、命门、腰俞、风市。

方法：施术者手握刮痧板，向刮拭的方向倾斜 45°，自上而下或由内至外反复刮拭腰骶部及下肢穴位，直至出痧，力度以患者感觉舒适为宜。

拔罐治疗

取穴：肾俞、关元俞、秩边、环跳。

方法：用闪罐法将罐具吸拔于各穴位，留罐 10～20 分钟。隔日治疗 1 次，7 次为一个疗程。

艾灸治疗

取穴：腰阳关、环跳、阳陵泉、昆仑。

方法：艾炷隔姜灸。每穴每次施灸 5～7 壮，以局部皮肤红晕，不起疱为度。每日施灸 1 次，10 次为一个疗程。

按摩治疗

取穴：腰阳关、命门、肾俞、环跳。

方法：

(1) 患者俯卧，施术者以掌根按揉各穴位 1～2 分钟。

(2) 推按腰背肌及臀肌 5～10 次，以皮肤发热为度。

(3) 捏拿大腿及小腿部肌肉，使之放松。

(4) 施术者握住患者脚腕部，用力向下牵拉，并抖动下肢 2～3 次。

子宫脱垂

子宫脱垂指妇女子宫下坠，甚至脱出阴道口外。症见子宫下垂或脱出阴道口外，甚则连同阴道壁或膀胱直肠一并膨出。多由气虚下陷，带脉失约，冲任虚损，或多产、难产，产时用力过度，产后过早参加重体力劳动等，损伤胞络及肾气，而使子宫失于维系所致。

刮痧治疗

取穴：百会、命门、肾俞、关元至气海、维道、大赫、提托（关元穴旁开 4 寸）、足三里。

方法：每个穴位用刮痧板刮 3～5 分钟。

拔罐治疗

取穴：取主穴气海、关元、中极、归来，取配穴百会。

方法：在主穴上，采用单纯拔罐法，或针刺后拔罐法、闪罐法，留罐 20 分钟或闪罐 15～20 次；在配穴上，艾灸 3～5 壮（不拔罐）。每日或隔日治疗 1 次，5 次为一个疗程。在治疗期间，病人应避免过度疲劳，防风寒，忌食辛辣燥烈之物，注意小腹保暖等，有利于巩固疗效；若能配用补中益气汤加枳壳，水煎内服，效果更佳。

艾灸治疗

取穴：百会、神阙、维胞、子宫、三阴交等穴位。

方法：百会穴可以隔姜灸，每次艾灸 10 分钟，每天 1 次，每次用

1.5 厘米×1.5 厘米左右的艾壮灸 5 壮左右。其余穴位可以用 3～4 眼艾灸盒在腹部来回悬灸，这样治疗就比较方便了。三阴交穴可以用单眼艾灸盒固定到其穴位上艾灸，刚开始阶段可以每天 1 次，5 天后可以隔天 1 次。如果方法得当，在 10 天内肯定有疗效。

按摩治疗

取穴：百会、提托（关元穴旁开 4 寸）、子宫（中极穴旁开 3 寸）、涌泉、三阴交、足三里、阴陵泉、脾俞、胃俞、关元俞、肾俞、命门、腰阳关、三焦俞等。

方法：

（1）取坐位，单用一指以顺时针、逆时针方向推百会穴各 50 次。

（2）取仰卧位，先用拇指指腹端按揉提托穴、子宫穴各 2 分钟，然后以掌摩法顺时针、逆时针按摩小腹各 50 次，再将手掌搓热后紧贴耻骨，最后以掌根自耻骨沿正中线向上推，力量要均匀、柔和。

（3）取俯卧位，用拇指指端点按两足底涌泉穴，患者配合深呼吸，提肛收腹；再点按两侧的下肢三阴交穴、足三里穴、阴陵泉穴各 1 分钟。

（4）取俯卧位，屈膝躬身，臀部上抬、下降，反复 10～20 次后保持抬臀姿势 5～10 分钟。

（5）取俯卧位，先用掌揉法揉背部膀胱经 2 分钟，再用指擦法擦背部督脉 2 分钟。

（6）取俯卧位，用弹推法推两侧脾俞、胃俞、关元俞、肾俞、命门、腰阳关、大肠俞等穴各 1 分钟；再用捏脊法自下而上反复操作 3 遍，并于关元俞、气海俞（腰部第三腰椎棘突下，旁开 1.5 寸处）、肾俞、胃俞、脾俞、三焦俞等穴适当增加捏拿强度。

更年期综合征

更年期综合征，是指妇女绝经前后出现性激素波动或减少所致的一系列以自主神经系统功能紊乱为主，伴有神经心理症状的一组症候群。

刮痧治疗

取穴：任脉、足太阴经及相应背俞，百会向下经大椎、至阳、命门、腰阳关等，风池至肩井，心俞至次髎，膻中至关元，肝俞至肾俞，等等。

方法：

（1）患者要将身体清洗一遍，去除身体的汗液，这样操作时不会损伤皮肤。

（2）用刮痧板反复刮拭任脉、足太阴经穴及相应背俞穴，以滋补肝肾，调理冲任。

（3）从百会穴向下经大椎、至阳、命门、腰阳关等穴，刮至腰俞穴处。由风池穴刮至肩井穴，由心俞穴刮至次髎穴。

（4）由膻中穴刮至关元穴。由阴陵泉穴、曲泉穴向下经三阴交穴、太溪穴刮至太冲穴处。

（5）肝阳上亢者加期门穴；脾胃虚弱者加章门穴；心悸、失眠、心烦者加内关穴、神门穴、通里穴；面部潮红、汗出者加合谷穴；神智失常者加人中穴。

（6）反复刮擦双侧肝俞穴至肾俞穴。

拔罐治疗

取穴：新设穴，胸之骶段脊柱两旁全程膀胱经内侧循行线，如心俞、膈俞、肾俞等穴。

方法：取上穴和部位施以单纯疏排罐法，或经皮肤针轻叩潮红后，再施行疏排罐法，将罐吸拔于穴位上，留罐15～20分钟。对头面烘热、心烦、失眠严重、多汗者加永泉穴、劳宫穴，施行单纯罐法；头痛、头晕甚者加太阳穴，施行单纯罐法。

艾灸治疗

取穴：关元、中脘、足三里、三阴交等。

方法：用艾条灸关元、中脘、足三里、三阴交等穴，每穴灸3～5分钟，至皮肤潮红透热为度。

按摩治疗

取穴：肝俞、肾俞、百会、曲池、内关、三阴交、中脘、涌泉等穴。

方法：可用拇指按压法或推法、拿法按摩以上穴位，能调整阴阳、健脾补肾、滋阴养肝，治疗更年期综合征。

带下病

带下的量、色、质、味发生异常，或伴全身、局部症状者，称为"带下病"。本病可见于现代医学的阴道炎、子宫颈炎、盆腔炎、卵巢早衰、闭经、不孕、妇科肿瘤等疾病引起的带下增多或减少。

刮痧治疗

取穴：夹脊行（脊椎两侧）、腰骶部、下腹五线、合谷、足三里、三阴交。

方法：

（1）夹脊行（脊椎两侧）刮30次。

（2）腰骶部（注意是倒刮）刮30次。

（3）下腹五线刮30次。

（4）双手合谷穴（虎口）刮30次。

（5）双腿足三里穴刮30次。

（6）双腿三阴交穴刮30次。

拔罐治疗

取穴：腰骶部（以督脉、足太阳膀胱经为主）、下腹部（以任脉、足少阴肾经为主）。

方法：采用走罐法。患者俯卧，暴露腰骶部，局部涂适量的润滑油，选择适当的火罐，用闪火法将罐吸拔于肾俞穴上，然后沿足太阳膀胱经和督脉在腰骶部推拉火罐。10～15分钟后起罐，以皮肤出现红色瘀血为佳。起罐后擦掉皮肤上的油迹，翻身仰卧，用同样的方法在下腹部走罐，每日1次，10次为一个疗程。坚持多年使用，效果甚佳。

艾灸治疗

取穴：神阙、关元、归来。

方法：拔罐后贴药在所选穴位上再艾灸，可提高治疗效果。方用干姜、白芥子、制乳香、制没药各30克，炮山甲（代）50克，蟾酥10克。共研细末，以凉开水调和成硬币大小药饼，再用姜汁或蒜汁滴于穴位上，然后把药饼置于神阙穴、关元穴、归来穴上，用敷料胶布固定，早、晚在敷贴部位上用艾灸热灸30分钟，2日换药1次（可重调再敷上），10次为一个疗程。

按摩治疗

取穴：中极、关元、子宫。

方法：

（1）先用右手中指指腹以顺时针方向按揉中极穴2分钟，再点按半分钟，以局部有酸胀感为度。

（2）取坐位或仰卧位，先用食指或中指以顺时针方向按揉关元穴2分钟，再点按半分钟，以局部有酸胀感为度。

（3）取坐位或仰卧位，用双手拇指分别按于两侧子宫穴，先顺时针方向按揉2分钟，再点按半分钟，以局部觉得酸胀并向整个腹部发散为好。

月经不调

月经不调是泛指各种原因引起的月经改变，包括初潮年龄的提前、延后，周期、经期与经量的变化。月经不调是妇女病最常见的症状之一。

刮痧治疗

取穴：大椎、肩井、膏肓、神堂，配刮气海至关元、血海、三阴交。

方法：每穴刮3～5分钟。血枯加刮脾俞穴、章门穴、足三里穴，血滞加刮肝俞穴、太冲经穴部位。重刮主刮穴位及肝俞穴、太冲经穴部位3分钟左右，轻刮其他经穴部位3～5分钟。

拔罐治疗

取穴：肾俞、命门、气穴、关元、太溪。

方法：先用艾条点燃温灸各穴15分钟，以皮肤有温热感及人体感觉舒适为宜，之后吸拔火罐，留罐10分钟，每日1次，10次为一个疗程。

艾灸治疗

取穴：中脘、关元、子宫、归来、八髎穴、足三里、三阴交加隐白。

方法：腹部穴位，可以做移动艾灸，用3眼艾灸盒或4眼艾灸盒艾灸。多眼艾灸盒的好处就在于，可以插1根艾条，也可以插2根、3根或4根艾条，比较随心所欲。所以腰腹部提倡用多眼艾灸盒比较够热度，也才够力度。腰腹部在艾灸的时候，也要循序渐进，不要一开始就插4根艾条，应该是逐渐适应温度使自己的身体有一个适应的过程。开始时在20～30分钟，单独的足三里穴和三阴交穴在10分钟，逐渐适应，逐渐延长艾灸时间。开始做艾灸，头10天可以连续做，10天算是一个疗程，如果感觉效果不是很明显，再继续艾灸，如果已经有了很好的疗效，那么，就可以隔日艾灸。效果非常好的，也可以一周艾灸2～3次。

按摩治疗

取穴：下腹、脐周、关元、足三里、血海。

方法：自我按摩对月经不调有一定的辅助治疗作用，可在月经前后几天睡觉和起床时各做1次。

（1）预备式。呼吸调匀，平卧床上，双目微闭，左手掌重叠于右手背上，将右手掌心轻轻放在下腹部，静卧1～3分钟。

（2）团摩下腹。左手掌心叠放在右手背上，将右手掌心放在下腹部，适当用力按顺时针、逆时针各做环形按摩1～3分钟，以皮肤发热为佳。

（3）团摩脐周。左手掌心叠放在右手背上，将右手掌心放在肚脐下，适当用力按顺时针绕脐团摩腹部1～3分钟，至腹部发热为佳。

（4）按揉关元穴。右手半握拳，拇指伸直，将拇指指腹放在关元穴上，适当用力按揉0.5～1分钟。

（5）按揉足三里穴。将一手食指与中指重叠，中指指腹放在同侧足三里穴上，适当用力按揉0.5～1分钟。双下肢交替进行。

（6）掌揉血海穴。将双手掌心放在同侧血海穴上，适当用力按揉0.5～1分钟。双下肢交替进行。

盆腔炎

盆腔炎即盆腔炎症，是指女性盆腔生殖器官、子宫周围的结缔组织及盆腔腹膜的炎症。慢性盆腔炎症往往是由急性期治疗不彻底迁延而致，其发病时间长，病情较顽固。

刮痧治疗

取穴：阿是、腰阳关、关元、天枢、三阴交。月经紊乱者加腰俞、次髎；白带增多者加肾俞、脾俞、带脉、气海俞；腰痛者加腰俞、腰眼、环跳、殷门。

方法：介质选用正红花油。首先刮督脉，然后刮两侧的华佗夹脊、膀胱经，重点刮拭背部的肾俞穴、八髎穴，腹部的子宫穴、归来穴、中极穴及下肢部的足三里穴、三阴交穴。先刮主穴至出现痧痕为止。刮后在阿是穴拔罐10～15分钟。然后随证加刮配穴。隔日1次，10日为一个疗程，共治疗3个疗程，每个疗程间休息2日。

拔罐治疗

取穴：湿热郁结者取穴水道、中极、阴陵泉、次髎；寒湿凝滞者取穴带脉、归来、三阴交、关元；瘀血内阻者取穴归来、血海、中极；正虚邪恋者取穴气海、足三里、三阴交、阴陵泉、关元、肾俞。

方法：本病病程较长，应争取早诊断、早治疗，并应坚持较长时间拔罐治疗，每个穴位留罐 10 分钟，每日 1 次。

艾灸治疗

取穴：关元、子宫、归来、神阙、气海、足三里、三阴交、八髎。

方法：每个穴位艾灸 5～10 分钟，每天 1 次。

按摩治疗

根据不同的证型取不同的穴位治疗。

方法一：分三型治疗。

(1) 湿热蕴结：取仰卧位，先用一指禅推或揉气海穴、关元穴至耻骨联合处；接着用掌按揉腹部 3 分钟；再用拇指点按血海穴、阴陵泉穴、三阴交穴、行间穴各 2 分钟，以拇指外侧缘自下而上反复擦督脉，以热为度；再用禅推法推两侧肝俞、脾俞、三焦俞、肾俞、膀胱俞等穴各 1 分钟。

(2) 寒湿凝滞：取仰卧位，先用掌摩法以关元穴为中心，顺时针、逆时针按摩小腹各 100 次；再用掌擦法，双手斜向擦小腹部，以热为度；最后用掌按法持续按压神阙穴 3 分钟。家属用拇指按揉两下肢地机穴、血海穴各 2 分钟，接着用指擦法直擦腰骶部，以热为度；再用拇指按揉膈俞、肝俞、脾俞、三焦俞、膀胱俞、八髎、长强等穴各 1 分钟。

(3) 气滞血瘀：取仰卧位，先用掌按法持续按压气海穴 3 分钟；再用掌揉法反复揉动小腹 2 分钟；最后用掌擦两侧胁肋部 2 分钟，以有热感为度。用拇指按揉两侧下肢地机穴、太冲穴各 2 分钟，用拇指按揉两侧膈俞、肝俞、脾俞、三焦俞、八髎等穴各 1 分钟。

方法二：

取穴：肾俞、命门、中极、关元、曲池、合谷、大椎、风池、百会、三阴交等。

方法：

(1) 掌摩关元穴 3～5 分钟。

(2) 按揉中极穴、三阴交穴各 50～100 次。

(3) 掌振下腹部 2～3 分钟。

(4) 滚按腰骶部 5～10 分钟。

(5) 用拇指指端按揉肾俞穴、命门穴各 100 次，大椎穴 50 次。

(6) 掌按并擦热腰骶部处。

(7) 用力拿捏风池穴、曲池穴、合谷穴各 20～30 次。

每日按摩 1 次，10 次为一个疗程。慢性盆腔炎一般至少需要按摩 3～5 个疗程，才能见效。

前列腺增生

前列腺增生是老年男性常见疾病，其病因是由于前列腺的逐渐增大对尿道及膀胱出口产生压迫作用，临床上表现为尿频、尿急、夜间尿次数增加和排尿费力，并可能导致泌尿系统感染、膀胱结石和血尿等并发症，对老年男性的生活质量产生严重影响，因此需要积极治疗。

刮痧治疗

取穴：督脉，任脉，心俞穴至次髎穴，阴陵泉穴至太溪穴。

方法：

（1）刮督脉：由至阳穴沿脊柱向下，经命门、腰阳关等穴，刮至腰俞穴。

（2）刮任脉：由气海穴沿前正中线，经关元、中极等穴，刮至曲骨穴。

（3）由心俞穴处侧向下，经肝俞、脾俞、肾俞、大肠俞、关元俞等穴，刮至次髎穴。

（4）由膝部内侧阴陵泉穴沿小腿内侧向下，经三阴交、复溜等穴，刮至太溪穴。

拔罐治疗

取穴：肾俞、膀胱俞、气海、中极、足三里、血海、阴陵泉、三阴交、太溪。

方法：取上穴，以单纯火罐法吸拔穴位，留罐 10～15 分钟，每日或隔日 1 次。

艾灸治疗

取穴：关元、曲骨、肾俞、三阴交。有湿热者加曲池、合谷，有瘀者加足三里。

方法：肾虚隔附子片灸，夹湿热者着肤灸，隔日 1 次，每穴每次 3～5 壮，或艾条温和灸。从操作方便性与效果两个方面来考虑，一般用艾条温和灸就可以了。

按摩治疗

取穴：胸腹区、腹股沟、中极（肚脐下 4 寸）、会阴。

方法：注意按摩前一定要把尿液排干净，仰卧在床上。

（1）直推胸腹部：双手重叠，稍用力从颈下直推至趾骨联合处，推 20 次。

（2）指压中极穴：用手指点压 1 分钟，以酸胀度为准。

（3）推摩腹股沟：用两手掌在两侧腹股沟用力来回推摩 20 次。

（4）按摩会阴穴：取阴囊根与肛门处距肛门约 1 横指的距离，用手指稍用力顺时针方向按摩 20 次，再换另一只手指以逆时针按摩 20 次。

遗精

遗精以非性交时发生精液遗泄为主要特征，有梦遗、滑精的区别。梦遗为夜间有淫梦，精随梦泄；滑精为无梦而滑泄，甚或清醒时精液自流，或有所思慕而精液自流，或见色而精液自流。梦遗和滑精均有各自的特征，相比较而言，遗精病轻，滑精病重。患者多伴有头昏失眠、精神萎靡、腰腿酸软等症状。

刮痧治疗

取穴：关元、太溪、神门、三阴交。

方法：

（1）先刮腹部关元穴，再刮前臂神门穴，然后刮下肢内侧三阴交穴，最后刮太溪穴。

（2）补泻兼施。在需刮痧部位涂抹适量刮痧油。先刮拭腹部关元穴，不宜重刮，应自上而下来回刮动，至皮肤发红，皮下紫色痧斑、痧痕形成为止；再刮拭前臂内侧神门穴，不宜重刮，应自上而下来回刮动，至皮肤发红，皮下紫色痧斑、痧痕形成为止；然后重刮下肢内侧三阴交穴 30 次至出痧；最后重刮足部太溪穴，用刮板角刮 30 次至出痧。

拔罐治疗

取穴：心俞、肾俞、气海、三阴交。

方法：单纯拔罐法，留罐 10 分钟，每日 1 次，10 次为一个疗程。

艾灸治疗

取穴：选取下列两组穴位，交替使用。

（1）三阴交、神门、关元、巨阙、章门。

（2）三阴交、神门、心俞、脾俞、肾俞。

方法：将点燃的艾条在距离穴位 2 厘米处施灸，以局部感到温热为度，局部皮肤可有发红的现象。每个穴位可灸 10～15 分钟，每日灸治 1 次，10 次为一个疗程，每个疗程之间休息 2～3 天。若自己灸治，用第一组腧穴，另外配合每晚睡前按揉双侧涌泉穴各 10 分钟。

按摩治疗

取穴：会阴、关元、气海、三阴交、足三里、太溪、神门、内关、涌泉。

方法：

（1）按揉会阴穴：取仰卧位，以食指或中指按揉会阴穴，肾气不固用补法，湿热下注用泻法，按揉时做吸气提肛收腹动作，一张一弛，每次做 20 分钟，每日睡前 1 次，15 次为一个疗程。

（2）按揉关元穴、气海穴：取坐位或仰卧位，选准穴位后，先将两手用力摩擦搓热后，一只手托起阴囊，另一只手用中指按揉穴位，每穴按揉 1 分钟，边搓手边按揉穴位交叉进行。每日 1 次，15 次为一个疗程。

（3）对三阴交、足三里、太溪、神门、内关、涌泉等穴位采用点按法、点揉法。每日 1 次，15 次为一个疗程。

早泄

早泄的定义尚有争议，通常以男性的射精潜伏期或女性在性交中达到性高潮的频度来评价，如以男性在性交时失去控制射精的能力，则阴茎插入阴道之前或刚插入即射精为标准；或以女性在性交中达到性高潮的频度少于 50% 为标准来定义早泄。但这些定义都未被普遍接受，因为男性的射精潜伏期受年龄、禁欲时间长短、身体状况、情绪心理等因素影响，女性性高潮的发生频度亦受身体状态、情感变化、周围环境等因素影响。另外，射精潜伏期时间的长短也有个体差异，一般认为，健康男性在阴茎插入阴道 2～6 分钟发生射精，即为正常。

刮痧治疗

取穴：肾俞、命门、志室、关元、太溪、三阴交、中极、膀胱俞、太溪等。

方法：

（1）先刮背部肾俞穴至膀胱俞穴，命门穴及志室穴，再刮腹部关元穴至中极穴，然后刮下肢内侧三阴交穴，最后刮太溪穴。

（2）泻法。在需要刮痧的部位涂抹适量刮痧油。先刮背部肾俞穴至膀胱俞穴，用刮板角部由上至下刮拭 30 次至出痧。再分别刮拭背部命门穴和志室穴，宜重刮，自上而下来回刮动，至皮肤发红，皮下紫色痧斑、痧痕形成为止。之后刮拭腹部关元穴至中极穴，不宜重刮，自上而下来回刮动，至皮肤发红，皮下紫色痧斑、痧痕形成为止。然后重刮下肢内侧三阴交穴 30 次至出痧。最后重刮足部太溪穴，用刮板角部刮 30 次至出痧。

拔罐治疗

取穴：肾俞、气海、关元、阴陵泉。

方法：拔罐法与灸法结合，先在上述各穴吸拔火罐，留罐 10 分钟，起罐后用艾条点燃温灸各穴 15 分钟，以皮肤有温热感为宜。每日 1 次，10 次为一个疗程。

艾灸治疗

取穴：肾俞、志室、太溪、然谷、三阴交。

方法：艾条温和灸，每个穴位 10 分钟，以局部红晕灼热为度。每日 1 次，10 次为一个疗程，灸至症状好转后间隔施灸。

按摩治疗

取穴：腹股沟区、阴茎区、阴囊区。

方法：早泄患者通过下列按摩可以使阴茎敏感度降低，延长射精时间。

（1）刺激腹股沟管：早泄患者刺激位于阴茎根部两侧的腹股沟管能提高性功能。腹股沟是向睾丸输送血液和连接神经的通路，因此早泄患者使腹股沟管中的血液循环良好是非常重要的。按摩腹股沟管的方法是分别用两个手指按压阴茎根部两侧，从上向下按摩，刺激血液流向睾丸的通路。早泄患者可每日按摩 1 次，在每晚入睡前自己在床上按摩。

（2）指压阴茎：对早泄患者常采用指压法按摩阴茎，可有效地提高性能力。方法是反复用手指抓捏阴茎，可增强阴茎神经和血管等的活性化。反复用手抓捏阴茎会引起阴茎勃起，按摩中发生阴茎勃起时不必介意可继续进行按摩。早泄患者可每天早晚在床上进行按摩。

（3）按摩阴囊：早泄患者经常用手直接按摩阴囊，可以使睾丸的血液循环改善。由于可经常不断地供给睾丸以新鲜血液，从而增强睾丸功能，提高男性精力。每天可按摩 1 次，每次 2～3 分钟即可。用手指从阴囊上部轻轻揉搓睾丸。但时间不宜过长，因为刺激过强，反而会使睾丸功能低下。

阳痿

阳痿是指成年男子性交时，由于阴茎痿软不举，或举而不坚，或坚而不久，无法进行正常性生活的病症。

刮痧治疗

取穴：肾俞、命门、志室、关元、太溪、三阴交、中极、膀胱俞。

方法：在涂抹刮痧油之后，行刮痧治疗，每周2次。一般刮痧4周后，原有的未性交状态下射精行为消除，且每次同房时间可达15分钟以上。

拔罐治疗

取穴：肾俞、志室、腰阳关、关元俞、中极、关元、三阴交、足三里。

方法：采用单纯罐法或留针罐法，吸拔穴位，留罐10～15分钟，起罐后可于关元穴、中极穴或肾俞穴、志室穴上施行闪罐6～7次，以加强刺激。或每次选其中4～5穴，施以皮肤针罐（中度叩击）法，留罐10～15分钟，每日或隔日1次。

艾灸治疗

取穴：神阙。

方法：艾炷隔盐灸，用黄豆大艾炷，每次15～30壮，灸至脐部感觉温热，或艾条温和灸15分钟。施灸期间保持充足睡眠，避免过度运动，禁房事。饮食尽量清淡，忌食酸辣等刺激性及煎炸食物。

按摩治疗

取穴：涌泉穴、阴茎及睾丸区、腹股沟区。

方法：自我按摩改善男性阳痿。

（1）按摩涌泉。以左手按摩右足心涌泉穴100次，以右手按摩左足心涌泉穴100次，若每晚热水足浴后按摩疗效更为理想。

（2）牵拉阴茎及睾丸。用右手或左手把阴茎及阴囊一同握于掌心，轻轻向下牵拉150～200次，其拉力以阴茎及睾丸有微酸胀或小腹两侧有轻度牵拉感为准。

（3）按摩腹股沟。用双手的拇指、食指、中指指腹向阴茎根部方向自外而内对称按摩两侧腹股沟，按摩之力宜轻柔、舒适、不痛为度，左、右侧各50次。

（4）捻动精索。患者以双手拇指、食指、中指对称捻动阴茎根部、阴囊上方的精索，其用力以出现轻度酸胀或舒适感为度，左、右侧各 50 次。

（5）搓揉睾丸。以双手的食指、中指托住同侧睾丸的下面，再用拇指按压其上，如数念珠一样轻轻揉搓两侧睾丸，其压力以睾丸不痛或微酸胀为宜，左、右侧各 150～200 次。

鼻炎

鼻炎即鼻腔炎性疾病，是病毒、细菌、变应原、各种理化因子以及某些全身性疾病引起的鼻腔黏膜的炎症。鼻炎的主要病理改变是鼻腔黏膜充血、肿胀、渗出、增生、萎缩或坏死等。

慢性鼻炎是鼻腔黏膜及黏膜下层的慢性炎症。其主要特点是炎症持续 3 个月以上或反复发作，迁延不愈，间歇期亦不能恢复正常，且无明确的致病微生物，伴有不同程度的鼻塞，分泌物增多，鼻腔黏膜肿胀或增厚等障碍。

刮痧治疗

取穴：尺泽、合谷、迎香、印堂、风池、上迎香。

方法：在需刮痧部位涂抹适量刮痧油。先刮颈后部风池穴，重刮，刮至病人不能耐受为止。然后刮面部印堂穴、上迎香穴、迎香穴，由于面部出痧影响美观，因此手法要轻柔，以不出痧为度，且面部不需涂抹活血剂，通常用补法，忌用重力大面积刮拭，方向由内向外按肌肉走向刮拭，可每天 1 次。再刮前臂尺泽穴，由上至下，至皮肤发红，皮下紫色痧斑、痧痕形成为止。最后重刮手部合谷穴，用刮板角部重刮 30 次至出痧。

拔罐治疗

取穴：印堂、风池、风门、曲池、合谷。

方法：艾灸闪罐法。用艾条对上述各穴行温和灸 15 分钟，以皮肤感觉温热、舒适为度，之后每个穴位（除印堂穴外）闪罐 20～30 次，每日 1 次，5 次为一个疗程。

艾灸治疗

取穴：迎香、鼻梁、印堂、攒竹、阳白、太阳、肺俞。

方法：

（1）艾灸面部，最好用手拿着艾条艾灸，尽量感觉热，这样效果好。从迎香穴开始艾灸双侧，每侧艾灸时，在迎香穴的部位多停留一会儿，感觉过热的时候，移到鼻梁，来回做几个回合，感觉过热则移到印堂穴，多停留一会儿，感觉过热移到攒竹穴、阳白穴、太阳穴。面部艾灸用时 30～60 分钟。

（2）肺俞穴艾灸可以用单眼艾灸盒或双眼艾灸盒艾灸，时间在 15～30 分钟。

按摩治疗

取穴：囟门、上星、神庭、风池、印堂、迎香。

方法：

（1）取坐位，家属立其侧面，以食指、中指、环指（无名指）分别置于囟门穴、上星穴和神庭穴，着力揉按 50 次，接着用中指指端点迎香穴 50 次，以鼻有轻松、通气感为度。

（2）取坐位，用拇指指腹端揉颈后两侧风池穴各 1 分钟。

（3）取坐位，用中指指腹端按揉鼻根 2～3 分钟。

（4）取坐位，依次捏印堂穴 10 次，自鼻尖上直推到印堂穴 10 次，擦鼻旁 3 分钟，捏鼻柱 10 次，按迎香穴 100 次，按摩面 1 分钟，最后用搓法自肩部至腕部，往返操作 2 次或 3 次。

口腔溃疡

口腔溃疡俗称"口疮"，是一种常见的发生于口腔黏膜的溃疡性损伤病症，多见于唇内侧、舌头、舌腹、颊黏膜、前庭沟、软腭等部位，这些部位的黏膜缺乏角质化层或角化较差。舌头溃疡指发生于舌头、舌腹部位的口腔溃疡。

刮痧治疗

取穴：背、心脏附近的位置，前胸正中线，膻中穴位附近。

方法：在人体后背、心脏附近的位置进行刮痧，如果出痧为鲜红斑，说明把体内的热邪已驱赶出来了。一般可坚持多刮几次，直到痧出尽，这时口腔溃疡也就好了。通常每次刮痧要间隔 1～2 天为佳。

如果按照上述方法刮痧，痧斑比较重，建议同时在前胸正中线、膻中穴位附近刮痧。不过每次刮痧后要记得喝一大杯水，这样才有利于出痧，驱走热邪。

拔罐治疗

取穴：神阙。

方法：取神阙穴刺络拔罐，患者取仰卧位，暴露神阙穴周围皮肤，常规消毒，用梅花针轻叩数下，然后拔罐，留罐 10 分钟。

艾灸治疗

取穴：三阴交、足三里、阴陵泉、合谷等。

方法：选用中医艾灸温和灸的方法，先点燃艾条，火头距离穴位处皮肤2～3厘米进行熏烤，使皮肤有较强的刺激感，火力要壮而短促，以达消散邪气之效。每次选4～5穴，每穴灸10～15分钟，若皮肤产生小疱，任其自然吸收，但不要产生大的瘢痕，刺激以能忍受为度。每日灸1次，5～7次为一个疗程。

按摩治疗

取穴：阳谷（手腕尺侧，当尺骨茎突与三角骨之间的凹陷处）。

方法：阳谷穴对口腔疾病如口腔溃疡这样的疾病尤其有作用。按摩阳谷穴的时候，用力要适宜，不要太大，只需用大拇指轻轻拨动就可以了，每次时间也不宜长，3分钟即可，每天三四次，口腔溃疡即渐渐消失。

牙周炎

牙周炎系一种感染性疾病，是发生在牙龈、牙周韧带、牙骨质和牙槽骨部位的慢性炎症，多由长期存在的牙龈炎发展而来。该病因为细菌附着于牙齿或软组织，形成菌斑，并产生许多毒性因子，引起牙龈红肿、出血，牙周韧带的破坏及支持牙齿的牙槽骨的破坏和吸收，最终导致牙齿的松动和脱落。

刮痧治疗

牙周炎可以运用中医刮痧的方法来治疗。通过对牙周炎的辨证分型，采用刮痧刺激筋脉血络，可以很好地缓解牙周炎症状。

（1）实火：表现为牙痛甚剧，牙龈红肿，兼口臭、口渴、便秘。

取穴：颊车、下关、合谷、内庭、二间。

方法：泻法。在需刮痧部位涂抹适量刮痧油。先点揉下关穴、颊车穴，用力宜重。再刮手部合谷穴和二间穴，重刮，至皮肤发红，皮下紫色痧斑、痧痕形成为止。最后重刮足部内庭穴，用刮板角部重刮30次至出痧。

（2）虚火：表现为牙痛隐隐，时作时止，常在夜间加重，呈慢性轻微疼痛，齿龈松动，咀嚼无力。

取穴：太溪、合谷、颊车、下关、行间。

方法：补法。在需刮痧部位涂抹适量刮痧油。先点揉下关穴、颊车穴，用力宜重。再刮手部合谷穴，重刮，至皮肤发红，皮下紫色痧斑、痧痕形成为止。最

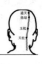

后重刮足部太溪穴、行间穴，用刮板角部重刮 30 次至出痧。

拔罐治疗

取穴：大杼、胃俞、曲池、下关。

方法：患者取坐位，施术者取小型火罐用闪火法扣于大杼穴、胃俞穴、曲池穴、下关穴各 1 罐，留罐 10 分钟。

艾灸治疗

取穴：下关、颊车、曲池、合谷。

方法：患者取坐位，将艾条一端点燃，对准下关穴、颊车穴、曲池穴、合谷穴悬灸，距皮肤 2～3 厘米，每日灸治 1～2 次，每次施灸 30 分钟左右，以灸至局部温热舒适为度。

按摩治疗

取穴：主穴为下关、颊车、曲池、合谷、阿是，配穴为内庭、地仓、商阳、少海、风池、三间、大杼、胃俞、阳溪。

方法：

（1）点压法。患者取坐位，用手拇指端分别点压在颊车穴、合谷穴、阿是穴（位于手掌侧面，第三、第四掌指关节之中点处）使局部产生较强的酸胀感。每穴点压 1～2 分钟。

牙龈按摩法。刷牙后用洁净的双手食指在牙齿和牙龈表面做环形的转动按摩。可以从上、下颌后牙开始，逐渐移向前方。早、晚各 1 次，每次 10～15 分钟。注意：在炎症急性发作、牙石较多时不能按摩。

（2）指掐法。患者取坐位，用拇指指尖分别按于对侧合谷穴、少海穴、阿是穴，由轻渐重适当用力掐压 1～2 分钟。

（3）按揉法。患者取坐位，用双手中指或食指指腹，放于同侧面部下关穴、颊车穴、风池穴，适当用力按揉 1～2 分钟。再用拇指指腹，放在对侧阳溪穴，适当用力掐 1～2 分钟。

耳鸣、耳聋

耳鸣是指患者自觉耳内鸣响，如闻蝉声或潮声。耳聋是指患者不同程度的听觉减退，甚至消失。耳鸣可伴有耳聋，耳聋亦可由耳鸣发展而来。二者临床表现和伴发症状虽有不同，但在病因病机上却有许多相似之处，均与肾有密切的

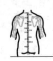

关系。

刮痧治疗

取穴：肝俞、肾俞、听宫、听会、耳门、太溪、三阴交。

方法：泻法。在需刮痧部位涂抹适量刮痧油。先刮头部耳门穴、听宫穴、听会穴，由于面部出痧影响美观，因此手法要轻柔，以不出痧为度，且面部不需涂抹活血剂，通常用补法，忌用重力大面积刮拭，方向由内向外按肌肉走向刮拭，可每天 1 次。再刮拭背部肝俞穴至肾俞穴，宜用刮板角部从上向下刮拭，应一次到位，中间不要停顿，以出痧为度。然后刮下肢内侧三阴交穴，由上至下，中间不宜停顿，至皮肤发红，皮下紫色痧斑、痧痕形成为止。最后重刮足部太溪穴，用刮板角部重刮 30 次至出痧。

拔罐治疗

1. 风热侵袭。起病较速，突发耳鸣、耳聋，伴鼻塞流涕，或有头痛、耳胀闷，或有恶寒发热、身疼。

取穴：风池、大椎、风门、下关、支沟、外关。

方法：闪罐法，每个穴位闪罐 20～30 次，每日 1 次，5 次为一个疗程。

2. 肝胆火旺。情志抑郁或恼怒之后，突发耳聋，伴偏头痛、口苦、鼻咽发干、便秘、尿黄、面红目赤、易怒。

取穴：曲池、支沟、外关、行间、太冲。

方法：闪罐法，每个穴位闪罐 20～30 次，每日 1 次，5 次为一个疗程。

艾灸治疗

取穴：外耳道。

方法：用纸卷成锥形，然后尖头深入耳朵中，点燃金艾条，然后让艾烟进入耳朵，坚持艾灸半个月到一个月，即为一个疗程。

按摩治疗

取穴：合谷、翳风。

方法：

（1）用两只手掌堵住双耳之后再立即离开，这样反复多做数次后，耳鸣症状减轻了许多，这是一个既简单又方便的方法。

（2）按摩合谷穴，做法是伸臂，俯掌，大拇指、食指二指并拢肌肉最高处取穴位，一直到有了发热的感觉，可收到不错的缓解效果。

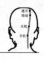

（3）点揉翳风穴，可以隔 2 个小时按摩 1 次。

中耳炎

中耳炎是累及中耳（包括咽鼓管、鼓室、鼓窦及乳突气房）全部或部分结构的炎性病变，好发于儿童。可分为非化脓性及化脓性两大类。

刮痧治疗

取穴：脊柱两侧（从大椎穴至命门穴）。

方法：先在脊柱两侧（从大椎穴至命门穴）轻刮 3 行，至出现潮红为止，并重点刮颈行 1～5 行及其两侧 3～5 行，至出现痧痕为止。再用梅花针在耳区进行重度（急性）或中度（慢性）叩刺，亦可用棉纱团擦刮至潮红为止。然后根据患者主诉症状的某些部位进行局部刮拭，刮肘弯区。每日 1 次，5～10 次为一个疗程。

艾灸治疗

取穴：耳内阿是、听宫。

方法：

（1）用纸卷成一圆锥形，圆锥形头部细的部分要留一小口，0.3～0.5 毫米大小，治疗时病人手握纸筒，侧低头。医者把艾条对准纸筒大口，使艾灸的热能和烟顺着纸筒进入耳道，热量以患者可以忍受为度。

（2）患者手拿纸筒，医者用口吹艾条，使热能缓缓进入耳道。

注意：纸筒不能卷得太长，以免热量分散，距离 3～5 厘米为佳。吹灸的时候，要长吸气，缓出气，这样热量均匀，以免大出气的艾灰吹入耳内。每日可治疗 1～2 次或更多，时间不限，以患者感觉舒服为度。

按摩治疗

取穴：听宫、耳门、翳风、天容、外关、合谷。

方法：将拇指（或食指、中指）的指腹按在穴位上，用手指做顺时针或逆时针揉动按压。每个穴位按揉 100～200 下，按揉时手指要有一定的力度。在进行穴位按摩时，可采用多种手法，如按摩头部、身上两侧的穴位，可用双手食指（或中指）分别在左右两侧对称的穴位上按摩。按摩最好每日进行 2 次，早、晚各 1 次，持之以恒。

老年性白内障

老年性白内障即年龄相关性白内障，是指中老年开始发生的晶状体混浊，随着年龄增加，患病率明显增高。由于其主要发生于老年人，以往习惯称之为老年性白内障。本病的发生与环境、营养、代谢和遗传等多种因素有关。

艾灸治疗

取穴：中脘、足三里、期门、太冲、肝俞、章门、筋缩、命门、曲泉、童子髎、丘墟、临泣、光明、巨髎、合谷、四椎旁（双）、中渚、风池、上星、印堂、肾俞、照海。

方法：

第一天：艾灸中脘穴、足三里穴各 30 分钟。

第二天：艾灸期门穴 30 钟、太冲穴 25 分钟。

第三天：艾灸肝俞穴 25 分钟、章门穴 30 分钟。

第四天：艾灸筋缩穴、命门穴各 30 分钟，曲泉穴 25 分钟。

第五天：艾灸童子髎穴、丘墟穴各 25 分钟。

第六天：艾灸头临泣穴、光明穴各 25 分钟。

第七天：艾灸巨髎穴、合谷穴各 25 分钟。

第八天：艾灸颈四椎旁穴（双）、中渚穴各 25 分钟。

第九天：艾灸风池穴、上星穴、印堂穴各 25 分钟。

第十天：艾灸肾俞穴、照海穴各 25 分钟。

10 天为一个疗程，如此循环治疗 3～5 个疗程，见效后坚持。

按摩治疗

取穴：攒竹、丝竹空、睛明、耳垂、光明。

方法：按摩时要心平气和，全身放松，具体步骤如下。

（1）以食指点按睛明穴，左手按左边，右手按右边，各点按 108 次。

（2）先以食指和中指点按攒竹穴和丝竹空穴，左手按左边，右手按右边，各点按 108 次。

（3）以食指点按光明穴，左手按左边，右手按右边，各点按 108 次。

（4）以拇指和食指捏耳垂正中，左手捏左边，右手捏右边，各捏 108 次。

青光眼

青光眼是指眼内压间断或持续升高的一种眼科疾病，持续的高眼压可以给眼球各部分组织和视觉功能带来损害，如不及时治疗，视觉可以全部丧失而导致失明。青光眼是导致人类失明的三大致盲眼科疾病之一，总人群发病率为1％，45岁以上人群发病率为2％。

按摩治疗

取穴：睛明、承泣、合谷。

方法：

（1）按摩眼皮。用大拇指指腹按摩上眼皮，用食指指腹按摩下眼皮。从内眼角按摩到外眼角，像一点点在描画眼睛轮廓的骨头一样地按摩。每处按摩5秒之后，指尖立即离开皮肤。每天做2次，在空闲的时候和睡前做。注意，用手指按压的是眼窝骨的边缘部分，千万别按、戳眼球。按摩的力度不要过大，以感觉不到疼痛的轻柔力量进行。此法除了能改善青光眼症状外，还能改善白内障、干眼病症状。

（2）按摩穴位。多次按睛明穴、承泣穴、合谷穴。每个穴位所按时间相当于慢数5下所花费的时间。坚持按以上穴位，便能预防、改善青光眼症状。

扁桃体炎

扁桃体炎可分为急性扁桃体炎和慢性扁桃体炎两类。患急性传染病（如猩红热、麻疹、流感、白喉等）后，可引起慢性扁桃体炎，鼻腔有鼻窦感染也可伴发本病。病源菌以链球菌及葡萄球菌等最常见。临床表现为经常咽部不适，有异物感，发干，发痒，刺激性咳嗽，口臭等症状。

刮痧治疗

取穴：大椎、曲池、合谷、天突、翳风、太溪。

方法：补泻兼施。在需刮痧部位涂抹适量刮痧油。先刮颈后高骨大椎穴，用力要轻柔，不可用力过重，可用刮板棱角刮拭，以出痧为度。然后刮颈后翳风穴，用力宜轻柔，以出痧为度。胸部正中线、天突穴以角点刮30次。然后刮上肢外侧曲池穴和手部合谷穴，重刮，至皮肤发红，皮下紫色痧斑、痧痕形成为止。少商穴、鱼际穴放血，针刺前先推按被刺部位，使血液积聚于针刺部位，经常规消毒后，左手拇指、食指、中指夹紧被刺部位或穴位，右手持针，对准穴位迅速刺入 1～2 分深，随即将针退出，轻轻挤压针孔周围，使少量出血，然后用消毒棉球按压针孔。最后重刮足部太溪穴，用刮板角部重刮 30 次至出痧。在内庭穴以同法操作放痧。

拔罐治疗

取穴：大椎、肺俞、曲池、少商、足三里。

方法：用梅花针对上述各穴进行轻叩刺，以皮肤发红或微微出血为度，然后在各穴上拔罐（除少商穴外），留罐 5 分钟，每日 1 次，3 次为一个疗程。

艾灸治疗

取穴：列缺、合谷、天突。

方法：以上穴位各灸 10 分钟。若吞咽时感到疼痛，加灸尺泽穴、曲池穴各 10 分钟。若盗汗（睡着后出汗醒后无汗），加灸太溪穴、照海穴各 10 分钟。

按摩治疗

取穴：风池、阿是。

方法：患者取坐位，医者站其身后，采用一指禅推法作用于双侧风池，约 2 分钟，然后改用右手拇指指腹分别轻揉两侧扁桃体穴约 3 分钟，最后拿双侧肩井穴 5～10 次。

面神经麻痹

面神经炎俗称面神经麻痹（即面神经瘫痪）、"歪嘴巴"、"吊线风"，是以面部表情肌肉群运动功能障碍为主要特征的一种疾病。它是一种常见病、多发病，不受年龄限制。一般症状是口眼歪斜，患者往往连最基本的抬眉、闭眼、鼓嘴等动作都无法完成。

刮痧治疗

取穴：翳风、地仓、颊车、合谷、太冲、风池。

方法：在需刮痧部位涂抹适量刮痧油，先刮颈部翳风穴至风池穴，用力要轻柔，不可用力过重，可用刮板棱角刮拭。再刮拭下颌部，经颊车穴至地仓穴，不可用力过重，可用刮板棱角刮拭。然后刮手背合谷穴，重刮，可用刮板角部刮拭。最后重刮足部太冲穴，可不出痧。

拔罐治疗

取穴：太阳、上关、下关、颊车、地仓、外关、合谷。

方法：闪罐法。先用梅花针轻轻叩刺患侧面部太阳、上关、下关、地仓、颊车等穴，然后在上述穴位上闪罐5～10分钟，再用艾条温和灸15分钟，每日1次，3次为一个疗程。另外，嘱患者用热毛巾湿敷患处，每次15分钟，每日2～3次。

艾灸治疗

取穴：地仓、颊车、迎香、翳风、合谷。

方法：取一根艾条点燃其中一端，一只手的拇指、食指、中指三指拿住艾条，同时小指放在皮肤上作为支撑；对着镜子找到以上几个穴位，将艾条悬于穴位之上，距离皮肤2～3厘米处进行熏烤，以使穴位局部温热红晕，又不致烧伤皮肤为度。每个穴位灸10～15分钟，每日1～2次，7日为一个疗程。

按摩治疗

取穴：面部、额部及太阳、四白、地仓。

方法：

（1）双手拂面。四指并拢，两手掌自下颏沿鼻两侧向上推至额部，再从额分推至太阳穴，沿面颊推至下颏。用力要轻柔，共推8次。

（2）捏患侧额部。用手的拇指、食指捏患侧的额部，从眉头至眉梢捏8次。

（3）推擦太阳穴。太阳穴位于眉梢与外眼角连线中点向后1横指处。用手掌的掌根，自患侧太阳穴向耳尖上方推擦，共推擦32次。

（4）揉按四白穴。四白穴位于瞳孔直下1横指半处。用食指顺时针与逆时针揉按四白穴，各揉按16次。

（5）推擦地仓穴。地仓穴位于嘴角旁1横指处。用手掌的掌根，自患侧的地仓穴向耳根部推擦32次。

痤疮

痤疮俗称"粉刺"，是一种毛囊、皮脂腺的慢性炎症。好发于青春期男女，常发于颜面、胸背部，以粉刺、丘疹、脓疮、结节、囊肿等皮损为主要特征，多伴有皮脂溢出。

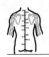

刮痧治疗

取穴：主穴为合谷、曲池、内庭、大椎、颧髎、阳白。配穴：肺经风热者加少商、尺泽；脾胃湿热者加足三里、三阴交、阴陵泉；冲任失调者加血海、膈俞、三阴交。

方法：

（1）患者取正坐位。施术者在其合谷、曲池、内庭、大椎等穴刮拭，每个穴位1分钟。

（2）采用面刮手法，刮拭肩背部的肺俞穴、大椎穴、肾俞穴，以出现痧痕为止。

（3）用刮痧板垂直按揉足部的足三里穴、三阴交穴。

（4）用点按法，刮拭上肢部的合谷穴、曲池穴。

拔罐治疗

取穴：大椎、膈俞。

方法：留罐法。患者取俯卧位。用闪火法在大椎穴、膈俞穴各拔1罐，留罐10分钟。

艾灸治疗

取穴：大椎、曲池、合谷、血海、膈俞、三阴交。

方法：将艾条的一端点燃，对准大椎、曲池、合谷、血海、膈俞、三阴交等穴，距皮肤2～3厘米，灸约10分钟，至皮肤发红为止。

按摩治疗

取穴：颧髎、阳白、足三里、下巨虚、足窍阴、三阴交、涌泉。

方法：

（1）点揉法。患者取坐位，用手拇指指端分别点揉颧髎、阳白各穴，使局部产生较强的酸胀感。每个穴位点揉1分钟。

（2）按揉足三里穴、下巨虚穴、三阴交穴各50～100次，力度以酸痛为宜。

（3）掐按足窍阴穴50次，力度稍轻。

（4）掌根擦揉涌泉穴50～100次，力度稍重，以有气感为佳。

黄褐斑

黄褐斑又名肝斑，为颜面部出现的局限性淡褐色或褐色皮肤改变。在妇女分娩前后多见。本病病因不明，一般认为与内分泌失调有关。中医学把本病称作"面尘"，其病机系肾阴不足，肾水不能上承，或肝郁气结，肝失条达，郁久化热，灼伤阴血，致使颜面气血失和而发病。

颜面部常见形状不规则的淡褐色或黄褐色斑片，边界不太清楚，常对称分布于面额、眉、颊、上嘴唇等部位，一般无自觉症状或全身症状。

刮痧治疗

取穴：肝俞、肾俞、气海。

方法：患者取正坐位。旋术者在其背部肝俞、肾俞等穴处刮拭，然后再刮拭气海穴，每个穴位2分钟。

拔罐治疗

取穴：肝俞、肾俞、气海。

方法：留罐法。患者取俯卧位，用闪火法于肝俞穴、肾俞穴各拔1罐，留罐10分钟。然后令患者改仰卧位，在气海穴拔1罐，留罐10分钟。

艾灸治疗

取穴：肝俞、肾俞、气海、迎香、阿是。

方法：

（1）艾炷灸。患者取仰卧位，在气海穴放大莲子般大的艾炷，点燃顶端。待艾炷燃尽后或患者感觉灼烫时，另换1炷，灸5～7壮。

（2）艾条温和灸。将艾条的一端点燃，对准阿是穴、迎香穴、肝俞穴、肾俞穴、气海穴，距皮肤2～3厘米处，灸约10分钟，至皮肤发红为止。

按摩治疗

取穴：气海、肝俞、肾俞、天枢、迎香、阿是。

（1）揉摩法。患者仰卧，手掌分别贴于气海穴，在其周围揉摩5分钟，至局部有热感为宜。

（2）按压法。患者仰卧，用双手中指、食指、无名指指端同时点按肝俞穴、肾俞穴，渐渐加力下压，至上腹部有明显胀痛感或动脉跳动感时，再持续按压1～2分钟，然后松手，患者会有热流传至胃腑的感觉。再用上法点按双侧天枢穴各1分钟。

（3）点揉法。患者取坐位，用手拇指指端分别点揉阿是穴、迎香穴，使局部产生较强的酸胀感。每个穴位点揉1分钟。

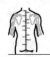

荨麻疹

荨麻疹又称风疹，是以皮肤出现成块或片状风团，异常瘙痒为主要表现的一种过敏性皮肤病。一年四季均可发生，尤以春季为发病高峰期，临床根据病程长短分为急性荨麻疹和慢性荨麻疹。

本病属于中医学瘾疹的范畴。本病的病位在肌肤腠理。腠理疏松，外受风邪侵袭，郁于肌表，致使营卫不和；或肠胃湿热，复感外邪，使邪郁腠理而发病。

发病时皮肤上突然出现成块或片状风团，大小不等，形态不一，局部出现或泛发全身，风团成批出现，持续时间长短不一，一般不超过 24 小时，消退后不留任何痕迹。部分患者一天可反复发作多次。

刮痧治疗

取穴：曲池、合谷、血海、膈俞、委中、阳溪。

方法：伴有发热的患者，可加刮风池穴、膈俞穴、三阴交穴、手三里穴；伴有腹痛者加刮大肠俞穴；风邪袭表者加刮外关穴、风池穴；肠胃积热者加刮足三里穴、天枢穴；血虚风燥者加刮足三里穴、三阴交穴。患荨麻疹以后，应立即进行刮痧，患者在刮痧过程中，还会不断出现荨麻疹，只要在患处坚持刮痧即可。而膀胱经和大腿内侧都较厚，需用力刮，直至出痧为止。

（1）采用点按手法，刮拭上肢部的阳溪穴，以出现痧痕为度。

（2）用刮痧板拍打下肢部的委中穴、血海穴。

（3）用面刮手法刮拭背部的风门穴、肝俞穴。

拔罐治疗

取穴：曲池、合谷、血海、膈俞、委中、天枢、神阙。

方法：

（1）留罐法。患者取俯卧位。施术者取小型火罐（口径 3~4 厘米），用闪火法迅速将罐扣于曲池穴、合谷穴、血海穴、膈俞穴、委中穴各 1 罐，留罐 10 分钟，然后令患者改仰卧位，用上法在天枢穴、神阙穴（肚脐）各拔 1 罐，留罐 10 分钟。

（2）闪罐法。用闪火法在神阙穴拔火罐，留罐 5 分钟，起罐后再拔，再留罐 5 分钟，如此反复 3 次为 1 次治疗，每日治疗 1 次；也可用闪罐法反复拔罐 5 分钟，至穴位局部充血为止。

艾灸治疗

取穴：曲池、合谷、血海、膈俞、委中、足三里、天枢。

方法：将艾条的一端点燃，对准曲池、合谷、血海、膈俞、委中、足三里、天枢等穴，距皮肤2～3厘米处，灸约10分钟，至皮肤发红为止。

按摩治疗

取穴：曲池、合谷、血海、膈俞、委中。

方法：点揉法。患者取坐位，用手拇指指端分别点揉曲池、合谷、血海、膈俞、委中各穴，使局部产生较强的酸胀感，每个穴位点揉1分钟。

神经性皮炎

神经性皮炎是以皮肤苔藓样改变和阵发性剧痒为特征的一种皮肤神经功能障碍性皮肤病。多见于成年人，好发于颈后、肘、膝、骶、踝等部位，病程长，易复发。临床可分为局限型和泛发型两种。中医认为本病多因风热郁于皮肤，络脉不畅；或衣领等物长期刺激皮肤致生风化热；或情志不遂，肝气郁滞而化火；或病久不愈，血虚生风化燥，皮肤失养而发病。

初起有阵发性剧烈瘙痒而无皮疹，搔抓摩擦后形成粟粒至绿豆大小的扁平丘疹，日久局部皮肤增厚粗糙，呈苔藓样变，皮损干燥有碎小鳞屑，皮疹久之融合成片。

刮痧治疗

取穴：合谷、曲池、膈俞、血海、阿是。风热蕴阻者加外关、大椎；肝郁化火者加肝俞、太冲；血虚风燥者加三阴交、足三里。

方法：

（1）患者取正坐位。施术者先在其阿是穴处涂抹润滑剂，取刮板以45°倾角，平面朝下刮拭，然后再依法顺序刮拭合谷、曲池、膈俞、血海等穴，各3分钟。

（2）采用点按手法，刮拭上肢部位的曲池穴。用平面按揉法，刮拭下肢的血海穴。用面刮手法，刮拭肩背部的膈俞穴、大椎穴。操作时动作要柔和，宜反复刮拭。

拔罐治疗

取穴：膈俞、阿是。

方法：

（1）剧烈瘙痒者，可选取病灶处，采用刺络拔罐法或留针拔罐法，先用三棱针点刺或用毫针刺穴位得气，然后将罐吸拔在点刺或留针的穴位上。病灶局部施行皮肤针拔罐法（叩击出血），均留罐10～15分钟。起罐后病灶上加艾条温和灸约15分钟，每日1次。缓解后1～2日1次，10次为一个疗程。

（2）刺络拔罐法。用酒精棉消毒穴位皮肤，先用三棱针在膈俞穴点刺2～3下，然后用小型火罐，以闪火法在穴上拔罐，留罐10分钟，出少量血。

艾灸治疗

取穴：阿是。

方法：艾条温和灸。将艾条的一端点燃，对准阿是穴，距皮肤2～3厘米处，灸约10分钟，至皮肤发红为止。

按摩治疗

取穴：合谷、曲池、膈俞、血海。

方法：

（1）揉摩法。患者仰卧，手掌分别贴于合谷穴、曲池穴、膈俞穴、血海穴，在其周围揉摩5分钟，至局部有热感为宜。

（2）点揉法。患者取坐位，用手拇指指端分别点揉合谷穴、曲池穴、膈俞穴、血海穴，使局部产生较强的酸胀感。每个穴位点揉1分钟。

皮肤瘙痒症

皮肤瘙痒症是一种自觉瘙痒而临床上无原发性皮肤损害的慢性皮肤病，多见于60岁以上的老年人。中医称之为"痒风""风瘙痒"。瘙痒的发生与季节、感染、食物或药物过敏、胃肠道积热、消化不良、内分泌失调以及多系统疾病等因素有关。

全身性瘙痒者主要表现为呈阵发性痒，每次可持续数小时，尤以夜间为重，难以遏止，常因极度瘙痒而连续强烈搔抓，致皮肤残破造成血痂、渗液、色素沉着、皮肤增厚等。由于瘙痒剧烈，常常致夜不安眠，会有头晕、精神忧郁、食欲不振等神经衰弱的症状。

刮痧治疗

取穴：风池、大椎、身柱、血海、三阴交、风市。外阴瘙痒加会阴（前后阴连线中点)、阴廉、曲骨、阴陵泉等穴；肛门瘙痒者加长强穴。

方法：

（1）患者取仰卧位。施术者先在其上肢的曲池穴处涂抹润滑剂，取刮板以45°倾角，平面朝下刮拭，然后再依法顺序刮拭下肢的风市、血海、三阴交等穴，各2分钟。

（2）用面刮手法，刮拭背部的大椎穴、身柱穴，以出现痧痕为度。

（3）用刮痧板刮拭风池。手持刮痧板，采用面刮手法，刮拭头部的风池穴。

注意：不同种类的皮肤瘙痒患者要选择不同的刮拭方法。如皮损处干燥，无炎症、渗液、溃烂者，可直接在皮损处刮拭；皮损处有化脓性炎症、渗液、溃烂者，以及急性炎症红、肿、热、痛者，可在皮损周围刮拭。刮痧前，首先应去除病因，如因对食物过敏而引起的瘙痒者，当忌油腻酒酪、鱼虾海味等；如因风寒或暑热而致，则应调适寒温，避免暑热及寒冷刺激。

拔罐治疗

取穴：肝俞、膈俞、血海、三阴交、神阙、大椎、命门。

方法：

（1）留罐法一。患者取坐位。施术者取小型火罐（口径3～4厘米），用闪火法速将罐扣于肝俞、膈俞、血海、三阴交等穴各一罐，留罐10分钟。本法适用于皮肤瘙痒、色红、灼热、遇热加重，伴有口干、心烦、尿赤、舌红、苔黄的患者。

（2）留罐法二。患者平卧，施术者取小型火罐（直径3～4厘米），用闪火法将火罐吸拔在神阙穴上，要求吸力要大。留罐5分钟，每日1～2次。

（3）走罐法。患者取俯卧位，暴露背部，施术者将甘油均匀地涂抹在患者背部督脉大椎穴至命门穴，足太阳膀胱经第一侧线风门穴至关元俞穴，然后用闪火法将中罐吸拔在皮肤上，沿督脉及膀胱经上下来回走罐2～3遍，至皮肤潮红为度，然后在大椎、肺俞、脾俞、膈俞等穴留罐10～15分钟。每周2～3次，10次为一个疗程。

艾灸治疗

取穴：大椎、肺俞、脾俞、膈俞、血海。

方法：艾条温和灸。将艾条的一端点燃，对准大椎、肺俞、脾俞、膈俞、血海等穴，距皮肤2～3厘米处，灸约10分钟，至皮肤发红为止。

按摩治疗

取穴：风市、足三里、三阴交、曲池、血海、心俞、膈俞、肝俞、脾俞。

方法：

（1）按揉法。患者取坐位，用双手中指或拇指指端同时用力按揉风市、足三里、三阴交等穴，每穴按揉 1～2 分钟，使局部产生较强的酸胀感为宜。

（2）点揉法。患者取坐位，用拇指指端分别点揉曲池、血海、三阴交等穴，使局部产生较强的酸胀感。每个穴位点揉 1 分钟。

（3）点按法。患者俯卧，用拇指指端同时用力点按心俞、膈俞、肝俞、脾俞等穴，每个穴位点按 1～2 分钟，使局部产生酸胀感为宜。再令患者仰卧，以同样方法点按曲池、血海、风市、三阴交等穴。

湿疹

湿疹是一种常见的由多种内外因素引起的表皮及真皮浅层的炎症性皮肤病。湿疹多呈对称性分布，好发于前额、脸颊、下颌、耳后等处，严重时会扩展到头皮、颈、手足背、四肢关节、阴囊等处。湿疹的初始表现为针头至粟粒大的红斑点和红丘疹，进一步发展为小水疱，水疱破裂后流黄色渗液，水干后形成黄色痂皮，湿疹急性期有剧烈瘙痒。

刮痧治疗

取穴：大椎、灵台、肺俞、曲池、血海、三阴交、神阙等穴及病灶。

方法：瘙痒剧烈、缠绵难愈、易复发的湿疹患者大多是因体内毒素难净，可选取项背部督脉，膀胱经第一、第二侧线进行刮拭。用消毒棉棒取少许凡士林均匀涂于背部腧穴，操作者右手持水牛角刮痧板，与皮肤成 45°沿着背部督脉及足太阳膀胱经背部的第一、第二侧线进行刮拭，从上而下、由内而外进行操作，用力要均匀、适中，由轻渐重。在刮痧时，刺激量以患者能耐受为度，使刮拭的作用力传达到深层组织，患处可出现紫红色或暗红色斑点，重者呈斑片状。一般第一次出现的痧较多，随着病情减轻，痧也逐渐减少，2～3 天后可自行消退。

（1）用点按手法，刮拭上肢的神门。

（2）垂直按揉下肢的足三里穴、三阴交穴，以皮肤出现潮红为度。

（3）采用面刮手法，刮拭背部的肺俞，以出现紫色痧痕为度。

拔罐治疗

取穴：大椎、灵台，病灶。

方法：病灶处采用单纯罐法（依病灶宽窄，可置单罐或密排罐，要求尽量罩住病灶），病灶炎症甚者加大椎穴或灵台穴，施行刺络罐法或毫针罐法，留罐

10～15分钟，每1～2日1次。若病灶处不能置罐，或泛发者，取各穴位施以刺络罐法或毫针罐法，留罐10～15分钟，每1～2日1次。

按摩治疗

取穴：百会、天柱、肩井、肺俞、三焦俞、肾俞、大肠俞、上髎、次髎、中髎、下髎、巨阙、期门、天枢、肓俞、大巨、关元、阳池、太溪。

方法：

（1）按压头顶的百会穴，肩部的肩井穴，背部的肺俞、三焦俞、肾俞、大肠俞、上髎、次髎、下髎等穴各30次，力度重，以胀痛为宜。

（2）按揉颈后的天柱穴，腹部的巨阙、期门、中脘、天枢、肓俞、大巨、关元等穴各30～50次，力度轻柔。

（3）掐按手部的阳池和足部的太溪穴各30～50次，力度适中，以酸痛为佳。

注意：多数湿疹都是由于体内有火，导致血热，再加饮食不当，而出现湿疹现象。所以，无论在何处出疹，背部和腹部的相关穴位都是治疗的重点，要反复推压按揉。如果湿疹发生在面部，就配合百会穴、天柱穴进行治疗；如果湿疹出现在手部，就配合阳池穴进行治疗；如果湿疹出现在足部，就配合太溪穴进行治疗。在进行按摩时，力度要稍重（腹部穴位轻柔），反复刺激，效果才明显。

斑秃与脱发

脱发是指头皮部毛发发生大量脱落的病证。常见有局限性脱发、弥漫性脱发及男性生理性脱发。斑秃与中枢神经系统功能失调有关。感染、创伤、皮肤病如脂溢性皮炎或某些全身性疾病均可引起局限性脱发或弥漫性脱发；男性生理性脱发一般与遗传因素和雄性激素有关。

刮痧治疗

取穴：风池、足三里、血海、曲池、太冲、内关、膈俞。

方法：患者取正坐位，施术者先在其膈俞穴刮拭，然后再按顺序刮拭风池、足三里、血海、曲池、太冲、内关等穴，每个穴位1分钟。

拔罐治疗

取穴：风池、膈俞、足三里、血海、曲池。

方法：留罐法。患者取俯卧位，施术者取小型火罐（口径3～4厘米），用闪火法迅速将罐扣于风池、膈俞、足三里、血海、曲池等穴，留罐10分钟。

艾灸治疗

取穴：风池、肝俞、肾俞、阿是。

方法：艾条温和灸。将艾条的一端点燃，对准风池、肝俞、肾俞、阿是（脱发局部）等穴，距皮肤 2～3 厘米处，灸约 10 分钟，至皮肤发红为止。

按摩治疗

取穴：百会、头维、风池、膈俞、阿是。

方法：

（1）揉摩法。患者仰卧，手掌分别贴于百会穴、膈俞穴，在其周围揉摩 5 分钟，至局部有热感为宜。

（2）按压法。患者仰卧，用双手中指、食指、无名指指端同时点按百会穴，渐渐加力下压，至头部有明显胀痛感或动脉跳动感时，再持续按压 1～2 分钟，然后松手。

（3）点揉法。患者取坐位，用手拇指指端分别点揉百会穴、头维穴、风池穴、膈俞穴、阿是穴，使局部产生较强的酸胀感。每个穴位点揉 1 分钟。

银屑病

银屑病又叫牛皮癣，是一种常见的慢性炎症性皮肤病。它具有顽固性和复发性的特点，其皮损特征是红色丘疹或斑块上覆有多层银白色鳞屑，好发于头皮、四肢伸侧及背部。此外，牛皮癣具有明显的季节性，多数患者春、冬季病情加重，夏季缓解。

刮痧治疗

取穴：曲池、内关、飞扬、肝俞、肾俞、肺俞等。神经性皮炎患者可加刮双侧风池、大椎、陶道、双侧列缺、太渊、双侧血海、三阴交等穴位，以及直接刮拭皮肤病损处。

方法：

（1）单角点按上肢部曲池穴、内关穴，以出现痧痕为止。

（2）用面刮手法，刮拭背部的肝俞穴、肺俞穴、肾俞穴。

（3）用点按手法，刮拭下肢部位的飞扬穴。

拔罐治疗

取穴：大椎、风门、肝俞、膈俞、肺俞、脾俞、身柱、血海。

方法：采用刺络罐法，先用三棱针点刺穴位，然后用闪火法将罐吸拔在点刺的穴位上，留罐 15～20 分钟，每日或隔日 1 次，每次 1 组穴。

慢性疲劳综合征

慢性疲劳综合征是指因工作繁忙、精神紧张、用脑过度及睡眠不足等引起头昏脑胀、全身酸软、精神不振、工作效率下降的一种综合表现。病因：①工作繁忙。长时间工作或工作强度过大，使人感到劳累疲乏，出现精神疲劳现象。②由于工作责任重大，精神紧张。心理压力太大，或工作需要注意力高度集中，大脑处于紧张状态，从而使人感到精神疲劳。③用脑过度。长期从事脑力劳动或不注意科学用脑，大脑得不到松弛和休息，导致头昏脑胀、精神疲劳。④睡眠不足。工作废寝忘食，熬夜，身体不能充分休息，导致打不起精神，出现精神疲劳。

慢性疲劳综合征主要表现为头昏脑胀、全身酸软、精神不振、工作效率下降。有时可见头痛、耳鸣、周身乏力、注意力不集中、烦躁、健忘等表现。

刮痧治疗

取穴：肝俞、脾俞、肾俞。脾气不足者加太白、三阴交；失眠者加神门、照海；健忘者加印堂、水沟；肝气郁结者加太冲、内关。

方法：患者取正坐位，施术者先在其背部肝俞、脾俞、肾俞等穴位涂抹润滑剂，取刮板以 45°倾角，平面朝下刮拭，共 10 分钟。

拔罐治疗

取穴：肝俞、脾俞、肾俞。

方法：

（1）留罐法。患者取俯卧位，施术者取小型火罐（口径 3～4 厘米），用闪火法迅速将罐扣于肝俞穴、脾俞穴、肾俞穴各 1 罐，留罐 10 分钟。

（2）背部走罐。在背部督脉、膀胱经上涂石蜡或按摩油，然后进行走罐，至皮肤局部潮红为止。

艾灸治疗

取穴：关元、足三里。

方法：

（1）艾炷灸。患者取仰卧位，在关元穴上放莲子大的艾炷，点燃顶端，燃尽后或患者感觉灼烫时，另换1炷，灸5～7壮。

（2）艾条温和灸。将艾条的一端点燃，对准关元、足三里等穴，距皮肤2～3厘米处，灸约10分钟，至皮肤发红为止。

按摩治疗

取穴：百会、关元、肝俞、脾俞、肾俞、足三里、神门、内关、中脘、三阴交。

方法：

（1）揉摩法。患者坐位，手掌贴于百会穴及其周围揉摩5分钟，至局部有热感。

（2）按压法。患者仰卧，用双手中指、食指、无名指端同时点按百会穴，渐渐加力下压，至上局部有明显胀痛感，再持续按压1～2分钟，然后松手，再用上法点按关元、肝俞、脾俞、肾俞、足三里等穴各1分钟。

（3）点揉法。患者取坐位，用手拇指指端分别点揉百会、关元、肝俞、脾俞、肾俞、足三里等穴，使局部产生较强的酸胀感。每个穴位点揉1分钟。

（4）推、摩、按、擦法。用双手大鱼际轻轻缓推印堂至发际，再向两侧分开推摩至太阳穴8～10次，每次之间停顿5～10秒。五指分开，由发际推擦至百会穴5～6次，每次同样间隔5～10秒，反复操作数次。点按神门、内关、中脘、三阴交等穴，用力由轻到重，以患者不感觉疼痛为度，停顿片刻再慢慢抬手松开，每个穴位点后停顿5～10秒，如患者入睡，可停止操作；如仍未入睡，可让患者取俯卧位，轻摩背部或小腿后部肌肉，力度逐渐减轻，间隔时间逐渐延长，至患者入睡为止。

运动疲劳

运动疲劳是指因运动过量或激烈比赛之后出现全身肌肉酸痛、僵硬无力症状，使体力及运动能力下降的一种表现。运动疲劳主要表现为，在运动后数小时到两天内发生全身肌肉酸痛，僵硬无力，体能下降，影响工作。有的甚至出现肌肉痉挛或晕厥。一般伴有精神疲倦、食欲下降等表现，休息数日后可恢复。

刮痧治疗

取穴：印堂、太阳、关元、足三里、三阴交。

方法：患者取正坐位，施术者先在其太阳穴处涂抹润滑剂，取刮板以45°倾角，平面朝下刮拭，然后再依法顺序刮拭关元穴、足三里穴、三阴交穴各2分钟。

拔罐治疗

取穴：关元、足三里、三阴交、神阙穴。

方法：患者取俯卧位，施术者取小型火罐（口径 3～4 厘米），用闪火法迅速将罐扣于关元穴、足三里穴、三阴交穴各 1 罐，留罐 10 分钟。然后患者改仰卧位，用上法在神阙穴拔 1 罐，留罐 10 分钟。

艾灸治疗

取穴：神阙、关元、足三里、三阴交。

方法：

（1）艾炷隔盐灸。患者取仰卧位，用纯净的食盐填敷于神阙穴，再放上大莲子般大的艾炷，点燃顶端，燃尽后或患者感觉灼烫时，另换 1 炷，灸 5～7 壮。

（2）艾条温和灸。将艾条的一端点燃，对准关元、足三里、三阴交等穴，距皮肤 2～3 厘米处，灸约 10 分钟，至皮肤发红为止。

按摩治疗

取穴：太阳、百会、关元、足三里、三阴交。

方法：

（1）揉摩法。患者仰卧，手掌分别贴于太阳穴及其周围揉摩 5 分钟，至局部有热感。

（2）按压法。患者仰卧，用双手中指或食指指端同时点按百会穴，渐渐加力下压，至头部有明显胀痛感时，再持续按压 1～2 分钟，然后松手，再用上法点按双侧太阳穴各 1 分钟。

（3）点揉法。患者取坐位，用手拇指指端分别点揉关元、足三里、三阴交等穴，使局部产生较强的酸胀感。每个穴位点揉 1 分钟。

（4）其他方法。

方法一：患者仰卧，施术者双手拇指从印堂向左右分推至太阳穴，反复数次，再从印堂穴经神庭穴直推至风府穴，反复数次。

方法二：从上而下依次按揉胸腹璇玑、华盖、膻中、气海、俞府等穴至腹股沟中点，反复多次。

方法三：反复推拿大腿前内侧、前外侧肌肉，缓解肌肉僵硬。

方法四：患者俯卧，施术者双手拿两侧肩井穴 4～5 次，然后以双手掌由上至下反复揉搓背腰部，并按大椎至八谬间脊柱及两侧。

方法五：推拿大腿后侧，拍打背腰部及下肢，最后双手握住足踝部抖动，并可点按环跳、委中、承山等穴。

身心疲劳

身心疲劳是指因工作繁忙、精神紧张、用脑过度及睡眠不足等引起头昏脑胀、全身酸软、精神不振、工作效率下降的一种综合表现。主要表现为头昏脑胀、全身酸软、精神不振、工作效率下降。有时可见头痛、耳鸣、周身乏力、注意力不集中、烦躁、健忘等表现。

刮痧治疗

取穴：印堂、太阳、百会、风池、膻中、足三里、三阴交。

方法：以刮痧板在上述穴位处由上而下进行刮拭，每个穴位约2分钟。每日或隔日1次。

拔罐治疗

取穴：肺俞、脾俞、肾俞、肝俞、血海、膻中、足三里、三阴交。

方法：留罐法。患者取坐位或俯卧位，用闪火法将适当大小的火罐在肺俞、脾俞、肾俞、肝俞、血海、膻中、足三里、三阴交等穴位上各拔1罐，留罐5~10分钟，每日1次。

艾灸治疗

取穴：太阳、百会、风池、膻中、足三里、三阴交、大椎、肺俞、脾俞、肾俞、中脘、气海、内关、外关、合谷、风市、血海、阴陵泉、阳陵泉。

方法：艾条温和灸。将艾条的一端点燃，对准太阳、百会、风池、膻中、足三里、三阴交、大椎、肺俞、脾俞、肾俞、中脘、气海、内关、外关、合谷、风市、血海、阴陵泉、阳陵泉等穴，距皮肤2~3厘米处，灸至皮肤发红，共约45分钟。

按摩治疗

取穴：主穴为睛明、印堂、太阳、迎香、听宫、百会、风池、膻中、足三里、三阴交，配穴为大椎、肺俞、肝俞、脾俞、肾俞、中脘、气海、章门、肩井、肩髃、手三里、内关、外关、合谷、风市、血海、阴陵泉、阳陵泉。

方法：

(1) 头面部按摩。患者仰卧，头朝床头，按以下顺序按摩。①揉双睛明穴；

②摩双眼眶；③揉按印堂；④揉按双太阳穴；⑤分推前额；⑥推双迎香穴；⑦推双听宫穴；⑧上推双面颊；⑨揉百会穴，按揉双风池穴；⑩擦大椎穴。

（2）背腰部按摩。患者俯卧，按以下顺序按摩。①按揉双肺穴；②按揉双脾俞穴；③揉擦双肾俞穴；④擦腰骶。然后自上向下推擦腰背部督脉和膀胱经循行的线路3分钟，直到背部发热为止。

（3）胸腹部按摩。患者仰卧，按以下顺序按摩。①揉膻中穴；②摩中脘穴；③揉气海穴；④擦上胸；⑤擦双章门穴；⑥擦少腹。

（4）上肢部按摩。患者仰卧，按以下顺序按摩。①揉、拿双肩井穴；②拿按双肩髎穴；③揉按双手三里穴；④拿双内关穴、双外关穴；⑤拿按双合谷穴；⑥擦上肢；⑦捻抹各手指。

（5）下肢部按摩。患者仰卧，按以下顺序按摩。①点按双风市穴；②揉按双血海穴；③拿双阴陵泉穴、阳陵泉穴；④按揉双足三里穴；⑤按揉双三阴交穴；⑥拳击下肢；⑦搓下肢。每日早、晚各按摩1次，每次约30分钟。